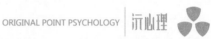
ORIGINAL POINT PSYCHOLOGY 沉心理

Defeating
SAD

(Seasonal Affective Disorder)

A Guide to Health and
Happiness Through All Seasons

战胜季节性情感障碍

[美] 诺曼·罗森塔尔（Norman E. Rosenthal）/ 著

卫妮 / 译

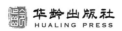

华龄出版社

HUALING PRESS

北京市版权局著作权合同登记号 图字：01-2024-5706 号

图书在版编目（CIP）数据

战胜季节性情感障碍 / (美) 诺曼·罗森塔尔
（Norman E. Rosenthal）著；卫妮译. -- 北京：华龄
出版社，2025.2. -- ISBN 978-7-5169-2926-1

Ⅰ. R749.4-49

中国国家版本馆CIP数据核字第2025LD9681号

策 划	颉腾文化			
责任编辑	王 慧　梁玉刚		责任印制	李未圻
书 名	战胜季节性情感障碍		作 者	[美]诺曼·罗森塔尔
出 版	华龄出版社 HUALING PRESS			（Norman E. Rosenthal）
发 行			译 者	卫 妮
社 址	北京市东城区安定门外大街甲 57 号		翻译支持	云彬翻译社区
发 行	（010）58122255		邮 编	100011
承 印	文畅阁印刷有限公司		传 真	（010）84049572
版 次	2025 年 2 月第 1 版		印 次	2025 年 2 月第 1 次印刷
规 格	880mm×1230mm		开 本	1/32
印 张	6.25		字 数	142 千字
书 号	ISBN 978-7-5169-2926-1			
定 价	59.00 元			

我发现，在隆冬时节，我的内心深处有一个不可战胜的夏天。它令我欢欣鼓舞，因为它告诉我，无论世界对我施加多大的压力，我的内心深处总有一种更强大、更美好的东西正在反击。

——阿尔贝·加缪

一天晚上回到家，我发现语音信箱里竟然爆满，这太不寻常了："到底发生了什么事？"

我点开重播按钮听到我的教练那熟悉的声音，只不过比平时兴奋得多："嘿，医生！"他说道，"你做到了。你成了《危险边缘》[①]节目的答题线索哦！"其他语音信息也基本上都是关于这件事的。显然，看这个节目的人比我想象的要多。至于他提到的那条与我相关的答题线索对应的问题是："什么是季节性情感障碍？"

我脑海中迅速浮现自己刚开始接触季节性情感障碍（seasonal affective disorder，SAD）患者的那段日子，我坐在自己的办公室中，

---

① 《危险边缘》（Jeopardy）是美国一档颇受欢迎的电视智力竞答节目，参赛者须根据以答案形式提供的线索来反推问题，线索涉及的内容广泛，包括历史、地理、文学、艺术、科技、体育等多个领域。——译者注

面前堆满了填好的调查问卷。这些受访者写下了他们在秋冬季节的感受，文字中透着悲伤，能够明显感受到他们在经历抑郁情绪和情感障碍的折磨。尤其令我印象深刻的是，他们反馈的问题不仅很严重，而且惊人的相似。一直以来，我们都认为情感障碍问题是因人而异的，而如今他们这些相似的体验意味着，这种疾病背后其实存在某种相通的潜在生物学机制，它或许能为解决一些长期困扰我们的问题提供新的思路，这令人很振奋。

我先来说说这些调查问卷是怎么回事吧。20 世纪 70 年代中期，我从南非来到美国，先在纽约市完成了精神科住院医师的实习，随后转到美国国家心理健康研究所，加入了那里的一个精神科创新研究团队。当时的团队正在弗雷德·古德温和汤姆·韦尔两位精神医学专家的带领下，研究精神病学中的昼夜节律问题。另一位同事阿尔弗雷德·路易在研究中首次发现，明亮的光线会抑制人类夜间褪黑素的分泌。

这是一个重大的发现，因为它表明，光线特别是明亮的光线，除了能让我们看见东西，还会影响我们身体的生物功能。在路易那篇具有里程碑意义的论文发表之后，我们开始意识到明亮的光线会影响人类的许多非视觉功能，包括情绪、活动以及昼夜节律。褪黑素是松果体分泌的一种激素，长期以来，它一直被认为在协调非人类动物的季节性节律方面发挥着重要作用。路易及其同事的这个发现则揭示了一种可能性：人类在这方面或许也不例外。

后来，一位名叫赫伯·科恩的中年工程师也加入了我们的研究，他此前就注意到自己存在季节性的抑郁模式。随着白天越来越短，他会感到情绪低落，几乎无法工作。当白天开始变长，用他的话来说就是"我的思想的轮子又开始转动了"。作为一名工程师，赫伯并没有受到当时传统精神病学理论的影响，他确信自己的这种问题与光线的明暗变化有关。

赫伯的故事引起了我的共鸣。每到黑暗的冬季，我也会感到情绪低落、行动渐缓，我的妻子也是如此。只不过，我们在南非时，这种情况从未发生过，这不禁让我觉得赫伯说对了什么。

于是，当赫伯再一次出现季节性情绪低落的时候，我让他早晚暴露在明亮的环境下，他的精神状态果然变好了。当然，赫伯一个人的成功案例并不足以说明问题，我意识到我们需要找到更多在冬季感到抑郁的人，并采用随机对照方法来研究光照疗法的作用，这种方法早已得到学界认可，对测试医学治疗和精神治疗至关重要。

在《华盛顿邮报》记者的帮助下，我对外公布了我们早期的临床经验，邀请其他有类似经历的人与我们取得联系。我本以为这样的人不会太多，因为我事先询问过当地几位经验丰富的精神科医生，他们都说从未见过这样的病例。

所以，当我看到这篇文章在全国范围内纷纷被转载，成千上万的人认同我们如今称之为"季节性情感障碍"的症状时，可想而知我有多惊讶。原来冬季抑郁是一种常见的状态，或许正是因为它太过常见才被人们忽视。大家可能会想，"人在冬季大概就是这种感觉吧"。

我们仔细阅读了大家提供的报告，并对其中一部分人进行了跟踪观察，从夏季持续到秋冬季节。他们在夏季的状态都比较好，我们期望在秋冬季能看到他们所描述的那些症状。有同事问我："如果他们没有变得抑郁，你不会觉得自己很傻吗？"奇怪的是，我并不担心这一点，也许是因为我个人经历过季节性的情绪起伏，所以我相信这些人也会像预期的那样变得情绪低落，而事实证明，他们确实如此。

于是，我和同事邀请这组人加入我们的光照疗法研究中，研究成果呈现在我们 1984 年发表的一篇论文中，我们首次提出了"季节性情感障碍"这一概念并描述了其在光照疗法下的变化。

我研究季节性情感障碍已经 40 多年了，其间我治疗了成千上万的患者。我知道，还有成千上万的人正在遭受这种痛苦。他们或许曾向我求助过，但遗憾的是，我未能一一做出回应。不过，我希望能通过这本书给他们带来一些抚慰、可靠的信息和实用的建议。

在我确定本书的写作主题时，我想起了自己的一位患者，他也是我在医学界的同事（我称他阿里斯特）。多年前他从阳光明媚的西海岸加利福尼亚州来到华盛顿哥伦比亚特区。刚来的那个冬季，他就患上了严重的季节性情感障碍，此后，每到春天，他的症状就开始缓解，秋天又卷土重来。在秋冬季节，他没有办法早起去上班，很难与家人为伴，性欲减退，对以前乐此不疲的爱好和活动也提不起什么兴趣。

之后的几年，阿里斯特一直接受我的治疗，他的情况一年比一年好转，效果很明显，后来他只需要一年来就诊一次。每次见面，他都会告诉我，我的新方法让他在这一年里感觉更好。在本书中，我会详细介绍这些有效的治疗方法。

再后来，他不再来找我了。我想我不必询问他为什么。他可能会说，我已经把我知道的都告诉他了，他不再需要我的帮助了。

但是我错了。阿里斯特最近又联系我了。他和家人终于可以回加州生活了，他问我做这个决定还要不要考虑其他什么。我告诉他，对于患有严重的季节性情感障碍的人，毫无疑问，南加州要比他和妻子更心仪的旧金山地区更宜居。我之所以这么说，是因为曾有人给我来信，说旧金山的微环境对他们影响很大。在那里，有些人可能生活在阳光充足的高海拔地区，舒畅无忧，还有一些人则生活在山间阴影或云层覆盖的环境中，苦苦挣扎。每当有人向我咨询，我便会深入我的记忆与经验之中，寻找那些可能对他们有益的信息，希望能够助他们一臂之力。

从我坐在办公室里一页页翻阅着调查问卷的那一刻起，就一直在收集有关季节性情感障碍的各种信息，如今 40 多年过去了，我希望能通过这本书将我的所得和感悟分享给大家。如果对你来说，季节性情感障碍是一个新概念，那么我希望这本书能为你提供一场信息盛宴（其中不乏一些对你有帮助的故事）。当然，如果你已经对自己的症状了如指掌且应对自如，或许这本书也能为你提供一些新的视角和方法，让你更顺利地度过难熬的季节。

我的两本书

20 世纪 90 年代初，我写了《冬日忧郁》(*Winter Blues*) 一书，主要阐述了季节性情感障碍的相关问题，并将光照疗法作为基本的解决方案。时至今日，很多情况已经发生了变化，我们需要以一种全新的方式来看待季节性情感障碍及其治疗方案。

与《冬日忧郁》侧重描述问题的性质不同,《战胜季节性情感障碍》将更加侧重给出问题的解决方案,本书不仅要探讨如何应对情绪低谷,还要探讨如何彻底战胜它。所以,这本书会提供更全面的解决方案,同时我会将最新的研究成果与数十年的临床经验融入其中,作为有力的补充。你将在书中看到前沿的信息与极具实用价值的建议。当然,我也会精心保留前一本书中的精华内容,确保读者能够全面而深入地了解这一领域。

《冬日忧郁》问世至今,人们的阅读方式已经发生了改变。人们没有多少耐心来听作者啰唆地叙述案例,更希望作者能够开门见山,直接亮出"底牌"。作为读者,我们都希望作者能以一种全新的、更简洁的方式来呈现信息。

我会尽量尊重读者的阅读喜好,但我本人真的喜欢讲故事,所以我会偶尔忍不住,在其中加入一些有益又有趣的小插曲。如果你已经读过《冬日忧郁》,可能会碰到熟悉的人物或场景,它们实在太有意思了,我没办法舍弃。

在《冬日忧郁》中,我已经详细阐述了光照疗法对季节性情感障碍患者及类似症状人群的积极影响。在这本书中,我对光照疗法效果的期待依然未减。然而,随着研究的深入,我发现除了光照疗法之外,还有诸多与之相辅相成的方法,这些方法同样能够有效地帮助我们应对季节性情感障碍以及其他情绪问题。

因此,我写这本书是希望以简洁明了的方式分享我在治疗季节性情感障碍过程中积累的经验,并教会大家如何使用光照疗法,同时提供全方位的疗愈计划,尽可能地帮助你在一年四季都达到良好的状态。

我会告诉你，如何将光照疗法与其他特定形式的治疗相结合，并分享如何通过调整生活方式来达到最佳治疗效果。

举例说明，假设光照疗法可以将患者的症状减轻 50%，那么加上锻炼就可以将这个比例提高到 60%，如果再配合认知行为疗法，则可以再减轻 20% 的症状，将这个比例提高到 80%。所以，你不妨把治疗的过程当作一个进阶游戏，一步步升级，季节性的抑郁症状很快就会消失。

☼ 战胜季节性情感障碍的关键是将不同的治疗方法结合起来。

目录

1

什么是季节性情感障碍

季节性情感障碍（SAD）是一种规律性的抑郁状态，通常发病于秋季和冬季，并在春季和夏季得到缓解。

季节性情感障碍（SAD）是一种规律性的抑郁状态，通常发病于秋季和冬季，并在春季和夏季得到缓解。

至少我们在最初界定它时是这样表述的。但之后我们发现，大自然往往不受精确的定义所限。有时人们在夏季又会显得过度兴奋，我们称这种状态为轻躁狂。他们甚至还会变得过度活跃，思绪杂乱，说个没完，做出错误的判断，给自己惹麻烦。我们稍后会进一步讨论这些情绪变化。现在，我们先来看看季节性情感障碍的典型特征。

常见症状

- 思维和行动变慢。

- 感到悲伤。

- 感到担忧或焦虑。

- 心不在焉、生活缺乏热情。

- 食欲增强。

- 想吃甜食和淀粉类食物。

- 更需要睡觉。

- 性欲减退。

直接影响

- 难以专注于工作和人际交往。
- 觉得身边的人都不喜欢你或故意冷落你。
- 丢三落四。
- 因在工作、社交、生活上不如从前而感到自卑。

其他不良后果

- 觉得生活变得枯燥乏味。
- 自尊心受到打击，你反复问自己："我以前那么能干，为什么现在做什么都不行？"
- 你因自己表现不佳而自责，他人的反馈更是雪上加霜。
- 情况严重时，你可能觉得没有活下去的意义，甚至可能想到自杀。所幸这种情况在季节性情感障碍患者身上很少见，但一旦产生这种想法务必要认真对待，一定要及时告诉专业人士和关心你的人。

夏季症状

季节性情感障碍患者在夏季通常会出现以下三种情绪状态：正常情绪、躁狂和轻躁狂。

正常情绪

很高兴冬季过去了，感觉夏天的自己——那个"最好的自己"又回来了。你每天都在愉悦中度过，热情洋溢，连身边的人都可能为之着迷。

躁狂

彻底的躁狂症状在季节性情感障碍患者中极为少见。这里所指的躁狂，是患者在某段时间出现精力暴涨、活动激增的症状，以至于其本人和周围的人都无力招架。躁狂症状发作时，患者往往思绪飘忽不定、讲话语速飞快，有时还会冒出一些不切实际的想法。如果不加以控制，这种亢奋可能会变成一种烦躁的情绪，他们开始乱买东西，做出错误的决定，各种问题都接踵而来。这时就需要精神科医生进行紧急干预，他们可以用特定的药物帮助患者平静下来。当然，通常患者本人不能意识到自己的躁狂症状，所以很有可能是由其家人和朋友来安排及时的医疗救助。

轻躁狂

轻躁狂症状通常不太明显。虽然它比躁狂症更常见，却相对不受关注。轻躁狂症状发作时，患者往往感到精力提升、睡眠需求减少，这种变化让他们觉得还不错。他们的语速变快，家人和朋友可能会觉得他们有些轻度"亢奋"。如果你开始出现轻躁狂的症状，最好去看下医生，以免病情进一步发展。缓解轻躁狂症状的方法包括：

- 确保充足的睡眠。
- 限制接受的光线量。例如，在室外戴墨镜，尽量减少室内的强光，尤其在晚上，因为强光可能会让人失眠。
- 尽量避免蓝光照射，尤其在晚上，以免引发睡眠困难。你可以戴上能够阻挡蓝光的护目镜，也可以使用能够降低屏幕蓝光的应用程序。

有些季节性情感障碍患者在夏季也会感到情绪低落。他们要么是无法完全摆脱冬季的抑郁症状，要么是出现一些新的抑郁情绪。对于前者而言，他们可以继续采用冬季的治疗方法，因为这些治疗方法四季通用。

季节性情感障碍可以治愈吗

美国国家心理健康研究所的保罗·施瓦茨对第一批季节性情感障碍患者进行了平均时间跨度为 9 年的回顾性研究。在此期间，不同患者接受不同类型的临床治疗，施瓦茨对他们进行随访。他发现，42%的患者在冬季仍然会感到抑郁，在夏季却没有。另外，约 42% 的患者表现出更为复杂的间歇性抑郁症状，其中有些人在夏季也会抑郁。其余的患者再也没有出现过抑郁的症状。当被直接问及冬季情感障碍复发的问题时，患者普遍反映他们更喜欢光照疗法而不是药物治疗，不过在随访使用光照疗法的群体时，约 2/3 的患者表示自己在治疗过程中的某个阶段使用过抗抑郁的药物。

当然，这是因为施瓦茨的研究对象接受了不同类型的治疗。我本人已经有几十年的治疗经验，我想说，只要采取恰当的治疗措施，患者的愈后通常都是非常乐观的，我的大多数患者现在整年都没有再受到干扰。

你不了解的事实

- 尽管季节性情感障碍多发于女性，但也有少数（1/4）患者是男性。
- 虽然1月份和2月份白天开始变长，但这两个月份却是北半球季节性情感障碍爆发的高峰期。之所以会出现这种矛盾的情况，可能是由于这两个月的云层覆盖率达到峰值，天空变得昏暗。
- 常有人问："季节性情感障碍和典型抑郁症有什么区别？"这就像是在问："果冻甜甜圈和甜甜圈有什么区别？"事实上，季节性情感障碍是典型抑郁症的一种。虽然季节性情感障碍患者不会每年冬季都出现典型的抑郁症状，但根据抑郁症的界定，他们在过往的秋冬季节至少出现过两三次典型的抑郁症状。

儿童和青少年患者的症状

大多数季节性情感障碍患者是在十几岁或二十几岁受症状困扰时开始寻求帮助的，也有些患者的症状出现得更早。我们在国家心理健康研究所的团队，率先对一批儿童和青少年的情况进行了客观描述，通过他们对自己在秋冬季节情绪和精力变化的定期报告，我们发现他们的变化与成年人的症状非常相似。

不过由于孩子们出现这些变化时恰逢新学年伊始，所以很容易会被误认为这些变化是因为他们刚刚过完无忧无虑的暑假，就要面对伴随新学期而来的责任和压力而出现的。这种有压力的过渡确实会引发孩子们的某些变化（表现和成年人差不多），我们发现光照疗法足以对他们产生良好的效果。20 年后，杰伊·吉德和我们的研究团队在国家心理健康研究所对这批儿童和青少年进行了随访调查，我们发现他们在情绪和行为方面的季节性变化仍然存在，并且他们还会从光照疗法中受益。

患有季节性情感障碍的儿童和青少年有一点比较特殊（与有同样症状的成年人不同），那就是他们认为自己的这些问题完全是由外在因素造成的，比如父母不讲道理、老师过于严厉等。

苏珊·斯维多和国家心理健康研究所的其他研究人员使用专门针对儿童和青少年季节性情感障碍的问卷进行了一项调查，结果显示，在靠近华盛顿哥伦比亚特区的马里兰州郊区（北纬 39°），约有 3% 的初中生和高中生患有季节性情感障碍，与注意缺陷多动障碍（ADHD）患者的比例大致相当。我们怀疑儿童和青少年的季节性情感障碍患病率实际上更高，可能有些孩子比较安静、孤僻，所以没有表现出烦躁和捣乱的行为。

在我们的研究中，儿童和青少年患者的比例会随着年龄的增长而增加，到高三时达到 5%，差不多相当于华盛顿哥伦比亚特区成年人的患病率。此外，我们还发现，进入青春期后，女孩的发病率明显增加，而男孩则没有。有证据表明，这可能与女性的雌激素分泌有关。

在一项后续的研究中，我们发现光照疗法配合黎明模拟对治疗儿童和青少年患者非常有效。黎明模拟尤其可以帮助那些因白天变短而起床困难的孩子。在实际治疗过程中，儿童患者比成年患者需要更低的光照强度更低。所以，我们可以缩短光照时间、降低光照水平来实现对儿童的有效治疗，如将光源放置在更远的地方。

如果你的孩子在秋季学期总是早上起床费劲，或者对学校和家庭有诸多不满（比如抱怨老师太严厉或家庭规则不公平），那可能要考虑一下是不是季节性情感障碍在作祟。补救措施也很简单，比如使用黎明模拟器（也被称为"唤醒灯"），并在生活区域增加更多的光线。

☼ 季节性情感障碍是最普遍的精神问题之一，治疗方法多种多样。只要选择正确的方法并坚持治疗，绝大多数患者都能得到很好的治疗，许多患者甚至可以彻底摆脱它的困扰。

2

什么是冬季忧郁症

人人都在抱怨天气，却从来
没有人为此做点什么。

——查尔斯·杜德利·华纳

在界定了季节性情感障碍后不久，我们意识到很多人其实都会受到冬季的负面影响，但又没有严重到可以被称为疾病的程度。随着白天变短、天色变暗，他们经常发现自己无精打采，不再有灵感，工作效率也变低了。尽管这些人从事的职业和行业各不相同，但他们可能会同样抱怨自己在秋冬季无法把工作做到最好，因此心情郁闷、没有成就感。我和我的同事猜想，他们可能患上了一种不那么严重的季节性情感障碍。

我鼓励我的朋友齐格弗里德·卡斯帕一起来探究这个问题。他也从事精神病学研究，现在担任维也纳大学精神病学荣誉教授。为了筛选患有这种轻微障碍的人，我们制定了比典型的季节性情感障碍症状更轻的参照标准。例如，到了秋冬季节，他们的状态虽然不会差到需要寻求医疗帮助的程度，但是很难调整到自己的最佳状态；他们或许每天照常上班，但对工作有厌倦感，效率也不如从前，甚至在闲暇时光也无法真正放松，身边的人也觉得和他们在一起没有夏天那么有趣。我们将这种状态称为"亚综合征型季节性情感障碍"或"冬季忧郁症"。

为了测量冬季忧郁症的症状，卡斯帕使用了我们开发的一种特殊量表：季节性模式评估问卷（seasonal pattern assessment questionnaire，

SPAQ）。我会在下一章中提供这份量表，并进一步详细讨论冬季忧郁症问题。

关于冬季忧郁症，你不了解的事实

- 所有对季节性情感障碍有效的治疗方法一般对冬季忧郁症患者也有帮助。
- 一个人在冬季表现出的情绪低落程度可能每年有所不同。例如，去年表现为较重的季节性情感障碍，今年表现为较轻的冬季忧郁症，而在有的冬季又完全正常。他们的状态往往取决于很多因素，比如地理位置、室内光线、压力水平和治疗手段。当然治疗的目的也是帮助人们往这种趋势转变，最终让他们一年四季都感觉正常。
- 典型季节性情感障碍的治疗措施可能需要比冬季忧郁症的治疗措施更严格，比如光疗灯的规格更大，光照的持续时间更长，或者辅以药物治疗等，这些我都会一一讨论。但总体而言，对冬季忧郁症有效的治疗方法对季节性情感障碍也有效，反之亦然。

为什么冬季忧郁症需要治疗

季节性情感障碍的后果可能很严重，它会干扰你的心情、工作或社交生活，让你不得不去看医生。从定义上讲，冬季忧郁症还没有那么严重，它可能会让你在缺乏明媚阳光的季节里走得慢一点、行得难一些。但这就是它的问题——它让你艰难前行，无法尽情享受生活。

我在南非长大，那里的人不会轻易去看精神科医生，除非你真的出现了严重的精神问题，没有人会因为自己不在状态就去看医生。我刚移民美国的时候也是这种想法，但很快就发现，在美国，人们将追求幸福写进了《权利法案》，追求幸福成为一种权利。所以我们更应该用光照亮那些正在艰难前行的人们，哪怕仅仅为了让他们更快乐。

我经常问记者，在黑暗的冬季疯狂赶采访任务是什么感觉。是否能够自如地提出问题，能否保持神采飞扬，还是会在阴沉的天气中垂头丧气，如同雨点无声地落在书本上一般，沉闷而寡言少语。

下面是我的一位好友的话，当时她50多岁，已经写了多本畅销书。以我对她的了解，她不是一个临期赶任务的人，但她这样描述自己在使用光照疗法之后写作经历的变化。

自从我开始在冬季使用光照疗法后，我的大脑似乎更清晰了，我变得更快乐，写作也更得心应手。我不仅更有效率，还更有创造力，下笔流畅、思路清晰。我也不再介意整天坐在办公桌前写那么多东西了。以前我想到冬季写作就头疼，因为我感觉自己必须用尽全身力气和意志力才能挤出一些文字来。现在我感觉轻松多了，而且写作还变得更有趣了。

光照疗法不仅可以让冬季忧郁症患者思路更清晰、更有创造力，还可以改善许多其他方面的问题，比如情绪、精力和社交方面等。如果你觉得自己可能患有冬季忧郁症，请查阅后面对于光照疗法的介绍。虽然光疗灯制造商都有承诺，如果购买者在一定时间内对产品不满意，可以全额退款，不过我从业内同事那里了解到，这种情况很少发生。当然，如果你不放心，那就保留好原始包装，直到你对产品的效果完全满意为止。

3

评估你的季节性模式

你无法理解那些无法量化的东西。

——詹姆斯·哈里森

通过将季节性情感障碍患者与那些没有这类问题的人做比较，我们证实了自己的观点，即季节性问题可能也存在一个测量区间，类似于我们用来评估身体健康的体重和血压这两个指标。

根据体重测量的标准，我们可以把人分为过轻、正常、超重或肥胖这几类。同样，根据预先设定的季节性临界值，我们也可以将人分为非季节性人群、冬季忧郁症患者和典型季节性情感障碍患者这几类。我们认为这种划分对流行病学研究和相关治疗非常有帮助。

我将在本章中讨论如何测量人的季节性模式，并对不同的情况做区分。针对这个问题，我和同事一起开发了一个量表——季节性模式评估问卷，用于衡量一个人的情绪和行为受季节性变化影响的严重程度。

我们在量表中设计了一些关键问题，帮助你判断自己和你身边的人在这个测量区间的位置。显然，这种自我诊断并不能代替专家的意见，但它有不可替代的作用。

简易评估量表

简易评估量表能帮助你确定：

- 你的情绪是否随着季节的变化而变化，它的模式是怎样的。

- 你的季节性模式是否明显。

- 你的季节性模式是否给你带来了困扰。

以下关键问题可以帮你更好地了解自己的季节性模式和反应程度。

1. 你的情绪会随季节发生变化吗？如果会，具体是怎样的变化？（注意：前两个问题主要针对生活在北半球的人。）

你是不是通常在每年的12月、1月或2月感觉最糟糕？

如果是，那你的季节性模式属于冬季型。

你是不是通常在每年的7月或8月感觉最糟糕？

如果是，那你的季节性模式属于夏季型。

如果你在冬季和夏季都感觉不好，而在其他季节感觉相对良好，那么你的季节性模式属于冬夏季型。

当然，还有些人可能因为季节性过敏，如花粉或叶霉菌，在春季或秋季出现情绪上的变化。对于这类情绪变化我们则不予考虑。

如果你一年四季的情绪都相对稳定，没有大的波动，那说明你属于非季节性人群，也就是说不存在季节性情感障碍的问题。

2. 如果你属于季节性人群，那么你受季节影响的程度如何（具体见表3-1）？

表3-1 简易评估量表

	0	1	2	3	4
	没有变化	轻微变化	中等变化	明显变化	显著变化
睡眠					
社交活动					
情绪（整体状态）					
体重					
食欲					
精力					

现在把各项的得分加起来。每项对应的分数从 0 ~ 4 分，共有 6 项，所以你的总得分必须在 0 ~ 24 分之间。大多数季节性情感障碍患者的季节性得分为 11 分或以上，大多数冬季忧郁症患者的得分在 8 ~ 10 分之间。所以，如果你的总得分低于 8 分，那说明你可能没有季节性情感障碍。但接下来这个问题，如果你的答案是肯定的，那么这个分数可能不能说明什么问题，而根据定义来判断，你可能患有季节性情感障碍。

3. 如果你的情绪随着季节发生变化，会给你带来困扰吗？

会 ○   不会 ○

如果会，那么这些困扰对你来说……

不太严重	有点严重	严重	非常严重	极度严重
○	○	○	○	○

季节性情感障碍的连续统一性

　　每个人在冬季的感觉都不一样，即使是同一个人也会有不同的体验。经过研究，我们发现这主要跟压力和光线这两个因素有关，由于这两个关键因素每年都会有所变化，因此你可能会在今年受到冬季忧郁症的困扰，明年患上严重的冬季情感障碍，当然情况也可能恰好相反。

　　患者的这些变化具有很重要的临床意义，它提醒我们季节性反应并不是固定不变的。因此，我们的季节性评估结果也可能会随着时间的推移而发生变化。季节性模式评估问卷虽然不是一个完美的工具，但它至少可以为人口和个人研究提供一些有价值的信息。

4

季节性情感障碍的三大诱因

"确实很冷，"佩戈蒂先生说道，"大家一定都觉得冷。"

"可我比别人感觉更冷。"高米芝太太说。

——查尔斯·狄更斯《大卫·科波菲尔》

在我看来，季节性情感障碍的出现就像是一个三条腿的凳子失去了平衡。这三条腿分别是生物学机制、光线和压力。如果三条腿始终保持稳固，那你很可能在一年四季都感觉良好，但如果其中任何一条腿失衡，你可能就会情绪崩溃。那么接下来，我们就依次讨论这三个方面。

生物学机制

之前我们已经提到过，季节性情感障碍的女性患者是男性的 3 倍。进入青春期后女孩患者急剧增长，男孩患者却没有增长。男女在季节性方面的差异到四五十岁才可能缩小。这些发现表明，相较而言，女性，尤其是在生育年龄的女性，更容易患上季节性情感障碍，这可能是因为女性的季节性反应受到了雌激素或黄体酮的影响，或是两者共同的影响。

另一个与之相关的生物变量是基因。虽然我们还不能确定这种症状是通过什么机制遗传的，但我们发现它是具有家族遗传特征的。华盛顿大学精神病学教授帕梅拉·马登和她的同事在澳大利亚的双胞胎登记资料中发现，人的行为随季节而改变的倾向具有明显的遗传特征。许多研究人员（包括我们的团队成员）都已经开始探寻这些"候选基因"（candidate genes），即可能造成季节性情感障碍的基因。虽然已经有研究结果显示季节性情感障碍患者和对照组存在基因差异，但到目前为止，还没有一种基因得到实验复证。

研究者也对针对季节性情感障碍的光照疗法进行了大量研究，以确定其可能的生物学基础。

尽管目前我们尚未明确哪些基因导致了这种疾病，因此无法进行针对性的基因干预，但未来我们有望发现这些基因，进而实现基因治疗的可能性。然而，在现阶段，我们仍然可以通过药物治疗来调整相关的生物学机制，关于这一点，将在第 18 章中进行详细阐述。

光线

我们在 1984 年首次对季节性情感障碍进行描述时，就预判光线不足是患者症状加重的关键因素，这也解释了为什么同样的季节性变化对有些患者的症状完全没有影响。光线不足通常出现在每年白天较短的日子里（特别是当你所处的位置离赤道很远时），还有其他因素也有必要考虑在内：阴天；光线不足的室内空间，如地下室公寓，窗户很小甚至没有窗的室内；阻挡了原本可以从窗户照射进来光线的城市高层建筑。

所以，如果你感觉情绪低落或者无精打采，请留意是不是这些因素导致光线不足。很多时候，正是这些看似微不足道的小细节让你轻松缓解自身的症状。

压力

导致季节性情感障碍的另一个重要因素可能是压力。你或许时常纳闷："我以前明明可以把家务做得很好，现在连基本的任务都完不成。我到底是怎么了？"其实，答案可能比你想象的简单：你就是压力太大了，只需要意识到这一点就可以了。

要知道，现在的你并不是最佳状态的你，是季节性情感障碍在作祟。在你琢磨为什么自己（还有千百万像你一样的人）的行为突然变得异常时，或许你有那么一刻会恍然大悟，原来问题并没有你想象的那么复杂，仅仅是因为自己患病的这个事实。

☀ 现在的我不是最佳状态的我，是季节性情感障碍在作祟。

你之所以迟迟无法理解为什么季节的变化会让你情绪低落、精力衰退，就是因为这一切都是悄然发生的！

这个道理虽然听上去很简单，但你会发现竟然有那么多人经常为此而自责：我没有自己想象的那么能干，我太懒了，我太不自律了。要不然为什么别人都能控制饮食，就我还在长胖？

关于这个问题，我们需要探索认知扭曲的相关领域——它是抑郁症极其重要的一个方面，我会在第13章中具体说明。这种想法本身不利于患者减轻症状，自我责备会加重季节性情感障碍的症状。

如果你能接受我所描述的这三大诱因——生物学机制、光线和压力，那你可能会选择不再苛责自己，而是专注于如何来缓解自身的症状。你的问题或许并没有那么棘手，你需要做的可能就是寻求建议和帮助，换个角度思考问题，找到其他减轻压力的方法。

5
季节性情感障碍普遍存在

别着急自我否定，季节性情感障碍普遍
存在，请允许自己不开心。

我和我的同事在寻找季节性情感障碍患者的时候，咨询了当地经验丰富的精神病学家，他们都说自己从未遇到过这种病例。可是，当我在《华盛顿邮报》上发表了那篇文章之后，数千名读者做了回应，他们说自己出现过类似的症状，但此前并未得到诊断。所以，很显然，这种疾病只是不太被关注到，实际上很常见。

蒙哥马利县研究

我和齐格弗里德·卡斯帕试图找出患季节性情感障碍的人群频率[①]，于是将目光转向我们研究所附近的区域——马里兰州的蒙哥马利县。在这项研究中，我们首先通过电话号码随机选择了大约400人来参与完成季节性模式评估问卷。为了确保各种程度的季节性情感障碍患者都有代表性的人数，我们又对其中10%的人进行了进一步的调查。我们采用了专业的问卷，以便能生成标准化的诊断。随后，我们再将这些诊断结果与在季节性模式评估问卷中获得的数据联系起来，这样就能够制定出诊断病例的标准。如今，这些参照标准已经

---

① 人群频率指的是群体等位基因频率，是遗传学的重要概念，用以衡量某种基因型在某个群体中出现的频率。——译者注

在世界各地的多项研究中使用，帮助确定不同地区季节性情感障碍的患病率。

研究发现，接受季节性模式评估问卷调查的人群中，4.3%的人属于季节性情感障碍，13.5%的人属于冬季忧郁症。通过进一步的个人访谈样本，得出的患病率也与预估的整个群体的患病率相仿：季节性情感障碍患者占比5%，冬季忧郁症患者占比15%。换句话说，我们在北纬39°地区随机选择的受试者研究中，共有17.8%的人患有不同程度的季节性症状。蒙哥马利县目前的人口约为100万，如果按照我们在最初的研究中得出的这个比例，那么仅这个县就有超4万人可能患有季节性情感障碍，另有13万人患有冬季忧郁症。

此项研究结果与蕾欧拉·罗森及其同事的研究结果不谋而合，他们在美国四个不同纬度的地区，通过电子邮件的形式对受试者进行了季节性模式评估问卷调查，其研究过程如下。

四纬度研究

对于我们这些早期研究季节性情感障碍的人来说，我们很清楚这种疾病的发生频率会随着纬度而发生变化。如果我在西雅图这样一个常年多云的北方城市，询问当地人有多少人认为自己可能患有季节性情感障碍，大概会有很多人举手。但在佛罗里达州，情况可能就不一样了，虽然我们不能完全排除这里也会有人患病的情况，但反映冬季不好过的人会少得多。有些人为了躲避北方阴沉的天气而搬到南方，只要遭遇一小段时间的多云天气，他们就会开始抱怨。人们对气候的这些反应刚好适合我们对不同纬度的人群进行研究。

于是就有了蕾欧拉·罗森团队的四纬度研究。在这项研究中，我们使用了和蒙哥马利县研究相同的方法，只不过我们此次的研究地点是新罕布什尔州的纳舒厄（北纬27°）、纽约市（北纬40°）、蒙哥马利县（北纬39°）和佛罗里达州的萨拉索塔（北纬27°）。和我们预期的一样，季节性情感障碍和冬季忧郁症的患病率与纬度成正比，越往北患病率越高。这项研究的结果见表5-1，其中还包括赫莱克森等人在阿拉斯加的费尔班克斯（北纬65°）的研究，该研究使用了与罗森团队类似的方法。

表 5-1　季节性情感障碍和冬季忧郁症的患病率

地区	纬度	季节性情感障碍（%）	冬季忧郁症（%）	总计（%）
佛罗里达州：萨拉索塔	27°	1.4	2.6	4.0
马里兰州：蒙哥马利	39°	6.3	10.4	16.7
纽约市	40°	4.7	12.5	17.2
新罕布什尔州：纳舒厄	27°	9.7	11.0	20.7
阿拉斯加：费尔班克斯	65°	9.2	19.1	28.3

根据以上研究结果，我们预估大约5%的美国人患有季节性情感障碍，另外10%～15%的人患有冬季忧郁症。当然，越来越多的人往南方城市迁移，这种人口趋势的变化多少会影响到这些数据。但是无论使用何种衡量方法，这两种情况其实都非常常见。

欧洲和日本的同事将季节性模式评估问卷翻译成他们自己的语言，并沿用蒙哥马利县研究的方法，分别预估了他们国家季节性情感障碍和冬季忧郁症的患病率。来自冰岛的安德烈斯·马格努松从文献中整理出了这些研究数据，见表5-2。

表5-2　季节性情感障碍和冬季忧郁症患病率

国家和城市	纬度	季节性情感障碍（%）	冬季忧郁症（%）	总计（%）
瑞典：斯德哥尔摩	59°	3.9	13.9	17.8
芬兰：赫尔辛基	59°	7.1	11.8	18.9
挪威：奥斯陆	59°	14.0	12.6	24.6
冰岛：雷克雅未克	64°	3.8	7.6	11.3
挪威：特罗姆瑟	69°	13.7	10.7	24.4
日本：名古屋	35°	0.9	0.8	1.7

即使在纬度相对适中的地区，如北纬39°的华盛顿哥伦比亚特区，也有很多某种程度的冬季抑郁症患者，这些症状可以通过适当的治疗得以缓解。尽管冰岛的位置靠北，但其季节性情感障碍和冬季忧郁症的发病率却较低，这可能是由于他们的基因保护在发挥作用。同样，日本名古屋的发病率也很低，或许也是这个原因。

6

春季不躁动的秘密

四月最残酷，从死寂的土地上孕育出丁香花，让人一边回忆过去，一边憧憬未来。

——艾略特，《荒原》

尽管目前研究人员还没有给"春季躁动"下一个确切的定义，但是探讨季节对情绪影响的书籍中理应纳入这一话题，因为它是一种复杂且重要的心理现象，很多人都深受其扰。

　　我们可以从艾略特著名诗歌《荒原》的开头展开对这个问题的讨论。许多研究人员都发现，春季是自杀的高峰期。艾略特写下"四月最残酷"，这可能不仅是种诗意的表达，而且还反映了一种流行病学的事实。艾略特指出，春季会让人心情复杂，它一方面勾起你的过往（回忆），一方面又催促你前行（期望）。这种感觉会扰乱情绪平衡，促使一个人产生自我毁灭的冲动。

　　艾米莉·狄金森的诗句先于艾略特表达了这种复杂心情：

面对春天，我无法无动于衷——

沉寂的欲望在萌动——

我若往若还。

自杀率与季节的关系

　　你可能会问，既然冬季抑郁如此普遍，为什么冬季不是自杀的高峰期？根据美国疾病控制与预防中心的数据，美国的自杀率在冬季最低，而在春季和夏季最高。最早发现这种季节性自杀趋势的是19世纪末意大利医生兼作家亨利·莫塞利，当时他分析了欧洲大部分地区的数据，发现春季和夏季是自杀高峰期。莫塞利的观点与当今的研究发现一致。例如，斯蒂芬·布里奇斯和同事们研究了20世纪后期美国的自杀率，发现峰值出现在春季，这与禹钟民、特奥多尔·波斯托拉奇和同事们得出的结论一致，他们研究的是从1979年到2011年的文献数据。

禹钟民、波斯托拉奇及其同事认为，造成春季自杀率高的其中一个原因可能是环境因素，包括过敏、病毒和污染物。他们在文献调查中发现自杀与气象因素存在正相关，尤其是日照、温度和湿度。鉴于自杀与春季的紧密关系由来已久，那么白昼迅速变长必然是造成这种影响的罪魁祸首。

在1984年我们正式描述季节性情感障碍之前，已经有很多关于季节变化引发抑郁症状的研究论文发表。这些研究表明抑郁症在春季的发病率最高，秋季有所下降。这个结果与自杀率一致，自杀率也是春季最高，冬季最低。然而按照我们的描述，很多人往往是在冬季感到最抑郁。

反对我们观点的人会说，如果我们的结论没错，那这些季节性情感障碍患者都藏到哪里去了？为什么他们没有出现在冬季自杀的数据中？答案是，他们一直都在我们眼皮底下，只不过他们那时候都窝在沙发里、远离他人、默默挣扎、独自悲伤，有时甚至感到绝望。但也正是因为这样，他们的低迷情绪可能防止了他们自杀。

我记得早期有两位患者，他们在冬季极度抑郁的时候，迫切想要结束自己的生命。其中一位想过上吊自杀，另一位枪都已经拿出来了。然而，（还好）不知何故，他们都没办法动手。

第一位患者劳拉这样表达了她当时的感受：

那是在 1 月中旬。那段日子天气总是昏暗阴沉，倒也没发生什么坏事……但我就是心情沉重，感到绝望，看不到自己的未来。

我想用一根晾衣绳上吊，但是我做不到。我浑身没劲，压根没办法操作。当时我就特别讨厌我自己，连自杀都没办法做到。

劳拉先是回顾了当天的经历，接着又谈到她在第二天的感受，这当中有些重要的事情令我印象深刻。从那以后，我一直用它来帮助那些有自杀念头的人。以下是劳拉在接下来一天对自杀冲动的反思：

第二天太阳出来了，无比灿烂，我对自己说："要是你昨天自杀了，就看不到这么美好的今天了。"当时我感觉好多了。我一直觉得那天出现的太阳就是个奇迹。我不知道如果那天还是阴沉沉的，我会怎么样。所以，那次的经历让我明白，不要试图去预测未来——今天或许很糟糕，但明天说不定会很好。

另一位患者的情况差不多，他拿出枪来盯了很久，最终决定还是不扣动扳机，把枪放了下来。他心想，还是改天再说吧。你要是知道他后来情绪恢复了，再也没有想过自杀，你也会替他高兴吧。

季节性情感障碍患者的情绪波动通常更容易预测，相较之下，非季节性抑郁症患者情绪波动没有规律，也不是由季节因素引起的，他们的自杀风险似乎更高一些。然而，如果我们因此低估季节性情感障碍患者的抑郁严重程度，认为他们没有自杀风险，那就错了。有这样一个经典的案例，一位患有季节性情感障碍的英国女性在阳光明媚的地方度完假回国后不久就自杀了。尽管这样的结果在患者中并不常见，但我的确也见过许多人，他们在冬季去了阳光充足的地方度假时变得热情满满，回家之后就忘记要立即恢复光照治疗，随之而来的情绪崩溃可能会让他们更加沮丧。我经常会提醒患者注意这一点。

什么是春季躁动

诸如自杀率、住院率或休克治疗率等统计数据都是确切可靠的、便于作为科学分析的数据。但春季躁动的统计数据就没有这么明确了，尽管许多人都感觉自己有过这种症状。进入春季，阳光迅速增加，气温升高，番红花发芽，叶芽舒展，夏天的脚步也慢慢近了，这时候几乎人人都会感觉更好。但其实每个人的感受又并不一样。有人兴奋，有人落寞，还有些人夹杂着各种复杂的情感，这些情感更适合由诗人来表达，而不是供研究人员来钻研。

通常季节性情感障碍患者的冬季抑郁症状会持续 4 ~ 5 个月，这段时间足够做一两个像样的临床研究了。科学家（至少像我们这种研究人类行为的科学家）一般更喜欢研究相对稳定的状态，而不是变幻莫测的状态。行为科学家一般都会回避复杂、混乱和短暂的状态，就像春季躁动这种。不过，诗人和歌词创作人倒是很喜欢这种状态，还将其描述得极为精准。所以，我认为我们最好从一些诗歌和歌曲中找到线索来继续讨论这个科学证据寥寥的话题。

激素与春季躁动的关系

以色列精神病学家阿维查伊·滕德勒（Avichai Tendler）和同事们分析了以色列医疗记录中数以百万计的激素测试数据，发现他们测量的大多数激素都具有季节性节律。其中，我们特别感兴趣的是血液中性激素水平的季节性变化，如睾酮和雌二醇。他们的研究结果表明，这些可以增强性欲的激素往往在冬季尾声和春季达到顶峰。血液和尿液中的皮质醇水平也是如此。皮质醇是一种令人精力充沛的激素。如果你还记得松果体在夜间分泌的具有镇静作用的褪黑素，这种激素对光线敏感度极高，并且随着白昼增长，褪黑素分泌到血液中的时间会缩短。所以，你可以想象，所有这些激素的波动组合会如何引发各种冲动和不安的感觉。

我和同事在国家心理健康研究所做的一项研究进一步揭示了人体的生物机制如何影响春季躁动。我们从药理学角度研究了药物对季节性情感障碍患者的大脑血清素系统的影响。调节大脑血清素功能的药物既可以起到镇静作用，又可以起到刺激作用，而且血清素的波动也与季节性节律有关。

为了研究患者的大脑血清素系统受到刺激后对其情绪的影响，我们让患者在冬季服用间氯苯哌嗪（m-CPP）——一种能刺激血清素受体的药物。与健康对照组相比，季节性情感障碍患者表现出了过度兴奋的状态。

不过，这些患者在接受光照治疗之后就不再出现这种过度的反应。于是我们得出结论，由于大脑中的血清素在冬季传递减慢，患者对血清素受体的刺激变得更加敏感。在我们的研究中，血清素受体的刺激是药物间氯苯哌嗪直接作用的结果。但是，伴随着春季的到来，白昼迅速延长，类似的刺激也可能会自然发生。只不过，患者从冬季过渡到春季不一定能那么顺利，春季多变的光线和天气可能也会使敏感人群的大脑血清素系统不那么稳定。

如果这个理论成立的话，那么想象一下，春分前后猛然变强的阳光会炫得人头晕，让人时而兴奋难耐，时而紧张不安。然后再想想，如果老天爷又瞬间变脸，接连好几天阴沉沉的——这在春天也并不罕见，可能就会让人们陷入绝望。这就是为什么那么多诗人热衷描写人在春天捉摸不透的复杂情绪。从我们的角度来看，这也可以解释春天对大脑血清素系统的影响，有时令人兴奋，有时又令人绝望。

在这方面，光照治疗可以起到抗抑郁剂的作用，它能稳定大脑的血清素受体，避免敏感人群情绪起伏不定，防止他们出现春季躁动的症状。

☼ 比如在春天，光线波动较大较快可能会让许多人出现时好时坏的复杂情绪。这可能是由大脑神经递质（如血清素）水平的波动引起的。如果你感觉春天让你的情绪起伏不定，那么你可以考虑继续使用光照疗法，它可以帮你稳定情绪，直到天气再次放晴。

歌曲与春季躁动的关系

歌手和歌词创作人都热衷于歌唱春天，揭穿它玩弄我们情绪和感情的小把戏，乐此不疲。弗兰·兰德斯曼和汤米·沃尔夫用爵士乐演绎了《荒原》中著名的开场诗句，他们写道"春天最能让你找不着北"。罗杰斯和哈默斯坦有首歌叫《躁起来，就像在春天那样》，他们将春季躁动比作"暴风雨中的柳树"和"绳子上的木偶"，摇摆不定、焦躁不安。这些歌词都描述了春分（3 月 19～21 日）前后，白昼增长最快时，人们感受到的不安情绪。正是因为春天的天气如此不稳定，流行歌曲的歌词都向我们展示了这个季节对心理状态的推拉效应。

春季也会令人感觉舒服

当然，我不愿意让你因此感觉春季是个令人不舒服的季节。事实上，不管是否患有季节性情感障碍，很多人都很享受这个季节带来的愉悦和美好。放眼望去，他们看见的是繁花盛开——番红花、连翘、水仙花和郁金香。在这个季节，他们可以穿上轻便的服装，尽情享受漫长的白昼。只要春季不断增强的光线不至于扰乱你的平衡，它会带你走进一个视野更开阔、内心更丰富的世界，你会感觉无比幸福。

如何应对春季躁动

总之目标就是尽量保持情绪稳定，避免过大的情绪波动。这需要你对自己的行为做出一些调整。具体如下：

1.保持规律的作息。如果你看电视剧看得停不下来，或者想狂欢到深夜，或是通宵工作，请不要这样做。

2.凡事都要有度。

3.不要因为情绪低落而摄入过量的咖啡或酒精。

4.避免使用娱乐性药物，它可能会加剧你的情绪波动。

5.让自己的身体规律地接受光线和黑暗。

6.不要急着收起你的光疗灯。把它放在方便拿取的地方，以备阴天使用。但是，如果你有轻躁狂症，切记不要使用过量，避免症状加重。

7.如果你晚上入睡困难，可以考虑戴上防蓝光护目镜。

8.留意自己是否有头晕目眩的症状，专业上称之为轻躁狂。记住，躁狂症也会引发抑郁。就好像你在某个阶段使用了过多的神经递质，而当这些递质因过度使用而耗尽时，你就会遭受相反的影响。

9.如果你没有信心在春季稳定好自己的情绪，请咨询专业人士并获得必要的帮助。

10.如果你已经在接受专业治疗，春季通常是调整治疗方案的好时机。记得在这个时候约你的心理医生聊一聊。

7

谨防情绪中暑

有时烈日灼人。

——威廉·莎士比亚

在我们最初对有季节性情绪变化症状的人进行问卷调查时，有5%的受访者反馈道，他们遭受的情绪问题与我们期望的相反：他们在冬季心情舒畅，在夏季却焦躁难耐。我们向一位报社记者提到了这一点，于是他写了一篇关于夏季情感障碍的专栏文章。许多读者纷纷做出回应，表示自己也出现过文章中所描述的那些症状。随后，我和汤姆·韦尔对一组出现被我们称为夏季情感障碍的人进行了研究，并将他们与冬季情感障碍患者进行比较。

两组情感障碍患者的主要问题基本相似。他们在相应的季节都会容易悲伤、缺乏乐趣。但在其他方面，夏季情感障碍患者与冬季情感障碍患者又会有所不同。下面我们总结了二者之间的相似之处和不同之处。澳大利亚研究人员菲利普·博伊斯和戈登·帕克在南半球的两种季节性抑郁症之间也观察到了类似的差异。

夏季情感障碍与冬季情感障碍的异同

夏季情感障碍与冬季情感障碍的相似之处如下：

- 患者情绪低落。
- 情绪变化通常在相应季节反复出现。

- 女性患者居多。

- 患者感觉做事效率降低。

- 患者感觉自己做事无法发挥正常水平。

- 患者想要独处。

- 患者的甲状腺功能异常低下。

夏季情感障碍与冬季情感障碍的不同之处（见表 7-1）。

表 7-1　夏冬两季情感障碍的不同之处

夏季情感障碍	冬季情感障碍
过度活跃	行动迟缓
躁动不安	昏昏欲睡
自杀率更高	自杀率更低
患者群体症状各异	患者群体症状类似
每年情况多变	每年情况类似
受热或光影响	受黑暗影响
主要归因于热	主要归因于黑暗，偶尔缘于光线

关于季节性情感障碍，你不了解的事实

- 有些人既患有夏季情感障碍，又患有冬季情感障碍，一年中感觉良好的时间不多。

- 有些人为了减少空调费用，夏天把自己关在室内，拉上窗帘，

长期待在黑暗的房间中，因而患上夏季情感障碍。

- 有些夏季情感障碍患者会抱怨："夏天的光线锋利得像刀，割伤了我。"夏季的热和光可能会导致患者出现不同的症状：热可能会让人精力枯竭、嗜睡，而光可能会让人烦躁不安、不适。

- 一个人的季节性模式可能会随着时间的推移而改变。例如，患有冬季情感障碍的人可能随后也会患上夏季情感障碍。有时，迁移到气候不同的地方也会引起这种模式的变化。

自杀与夏季抑郁

时而躁动（易怒）、时而抑郁——就像我们在夏季情感障碍患者身上看到的那样，这是一种很危险的情绪组合。你可能还记得，我那个想自杀的冬季抑郁症患者。所幸她当时行动不利索，无法实施自杀计划。结果第二天阳光明媚，她庆幸自己改变了主意。但是，夏季抑郁症患者既悲伤又激动，自杀的风险会更高，大概是因为他们不仅更冲动，还更有行动力。

人口研究的结果也表明这种对春夏（尤其是春季）抑郁症患者的日益关注是有必要的，因为自杀率的高峰期通常出现在4、5、6月份，而不是在冬季。

如何治疗夏季情感障碍

不同于冬季情感障碍，目前还没有关于夏季情感障碍治疗的系统研究。夏季情感障碍可能的原因包括：

- 每年的变化更大，因此更难制订治疗计划。

- 患者群体的异质性更大，这意味着治疗对象的症状更为复杂。

- 通常持续时间较短，更不利于开展研究。

- 通常发病更突然、更紧急，做治疗准备的时间更少。

- 似乎不太常见，召集研究对象更加困难。

- 有两种看似还不错的环境疗法：一种是让患者待在降低温度（寒冷）的环境中。另一种是让患者待在减弱光照水平（黑暗）的环境中，但这两种疗法研究起来都比冬季情感障碍疗法困难得多。例如，我们在研究室中使用低温床垫和低温毯子来为患者治疗，但是只要他们走出去，回到华盛顿湿热的空气中，这些作用便很快消失了。

鉴于上述原因，我们对夏季抑郁症的主要理解只能来自个体的临床经验，而不是来自群体的临床试验。也正因为如此，我们在治疗那些在夏天出现抑郁症状的患者时，经常需要利用我们对普通抑郁症治疗的通用知识。目前用于治疗普通抑郁症的抗抑郁药物也可用于治疗夏季抑郁症。

夏季抑郁症状中常见的是躁动、易怒和抑郁结合的情绪，类似于我们所说的"混合态"，它是抑郁症和易怒性轻躁狂症的结合。情绪稳定类药物可能会对这种混合状态有效。这类药物通常用于治疗双相情感障碍[①]，有时也作为抑郁症的辅助治疗手段。

---

① 双相情感障碍表现为一种以躁狂和抑郁交替发作为临床特征的心理障碍，又称"躁郁症"。——译者注

与冬季情感障碍一样，夏季情感障碍的治疗最好也早点开始。具体时间要根据个人的病史来定。如果患者一般是在 4 月或 5 月变得抑郁，那么应该在 3 月就开始服用抗抑郁药物，可能那时他们就已经能感觉到抑郁即将来临。当 9 月或 10 月气温下降、白天变短时，患者可能又感觉正常了，那就可以在年底之前减少抗抑郁药物的剂量，甚至停止服用。这样做可能有助于患者在需要药物治疗时获得最好的抗抑郁效果，而在不需要药物治疗时将副作用降到最低。

由于没有专门针对夏季情感障碍患者的治疗研究，所以临床医生经常通过他们接触过的案例来提供一些有益的指导。

夏季情感障碍疗法（附参考案例）

1. 降温疗法

伊莱恩来我们心理健康研究所时已经 60 多岁了。抑郁症已经折磨了她 45 年，她发现自己通常都是在夏季发病，只有到纽约上州度年假的时候她才能喘口气。在那边，她每天都会到手指湖（Finger Lakes）游泳两到三次，那里的湖水又深又黑又冷。经过几天这样的自我治疗之后，她的情绪就会好转，且在整个夏季剩下的日子里，抑郁的症状再也没有复发。后来，她又靠待在有空调的公寓里进行治疗，这也改善了她整个夏天的情绪。

很早以前，人们就有用冷水浴治疗各种精神疾病的惯例，最早可以追溯到古希腊时期。但将此作为正式的住院治疗手段还是从 20 世纪初开始的，治疗方法是让患者的皮肤突然接触冷水或温水。这种治疗方法并未顾及患者的感受，甚至事先不会让他们知情。例如，在 19 世纪的法国有种"意外浴"（bain desurprise）的治疗，就是趁患者不注意，把他扔到一个装有冷水的浴缸里。人们认为这种意外因素（或者更确切地说是震惊）有治疗的效果。

如今，也有人宣传使用冷冻疗法来治疗一些疾病，因为患者在冷藏室中就不会过度亢奋，但大多数（如果不是全部的话）冷冻疗法都尚未得到美国食品与药物管理局（FDA）的批准。尽管如此，考虑对夏季情感障碍患者进行冷冻疗法的研究仍是件令人着迷的事情，毕竟这要比去一趟手指湖旅行容易多了。或许读者朋友也可能有兴趣和资源来研究这个问题，来帮助那些夏季抑郁症患者或普通抑郁症患者。我想这样的研究会让我们学到很多东西，并且可以在这个过程中帮助很多人。

2. 黑暗疗法

我认识的几位患者都反馈说，戴上墨镜后他们感觉好多了，他们当中既有夏季抑郁症患者，也有夏季躁郁症患者。光谱中最活跃的部分在蓝色区域，所以当人们想要放松下来，舒舒服服睡个好觉的时候，许多人会戴上防蓝光护目镜，以减少蓝光的刺激作用。不仅如此，人们还发现，晚上戴这种护目镜有助于减少躁郁症患者的躁狂或轻躁狂症状，因为这些症状多半是由失眠引起的。

另一种减少夜间蓝光照射的方法是，在电脑或手机上安装过滤蓝光的应用程序（虽然它们的效果通常不及护目镜）。

☼ 在 19 世纪的欧洲，蓝色玻璃就被用来过滤光线，治疗躁狂症。

---

3. 改变昼夜节律

有关季节性情感障碍生物学基础的早期理论之一是,昼夜节律(其内部程序可以调节所有生物功能的运转时间)会在冬季莫名其妙地出错。我们知道,这些昼夜节律在一定程度上基于每天的亮光和黑暗更迭。所以,可以通过光照将季节性情感障碍患者(冬季或夏季)的生物钟重置到适宜的位置,以发挥有益作用。

尽管这一理论仍有争议,但我有一位长期患有夏季抑郁症的同事,多年来一直使用这种方法,效果很不错。她认为自己的昼夜节律在夏季可能推迟了,于是在每天日出时她都会走到户外,盯着东方的天空看上几秒钟。她认为正是这个简简单单的习惯,让她这么多年在夏天都保持着良好的精神状态。当然,这只是个案观察,我们在科学上称之为"单病例随机对照"。但是,因为这个案例真实可信,而且你可能只需要付出一点点努力,就能收获如此好的效果,所以我觉得很有必要在这里与你分享。

有关夏季情感障碍的叮嘱

- 夏季情感障碍确实存在。
- 如前所述,冬季情感障碍和夏季情感障碍的临床表现不同。
- 夏季情感障碍患者的自杀风险似乎高于冬季情感障碍患者。
- 随着地球变暖,越来越多的人向南部迁移,我们可能会听到更多关于夏季情感障碍的例子。
- 本书介绍的所有用于冬季情感障碍的压力管理方法和生活方

式可能对夏季情感障碍患者也有帮助。

- 尽管有几种治疗夏季情感障碍的新方法，但对大多数患者来说，最有效的还是抗抑郁药物，并视情况决定是否搭配情绪稳定类药物。在此基础上才可以考虑使用其他治疗方法作为辅助，例如待在黑暗并开着空调的房间，洗澡或淋浴降温，在清晨或日落之后再锻炼，只在清晨接触强光。

- 最好在夏季情感障碍的第一个预警症状出现时尽早开始使用抗抑郁药物，然后在整个夏季坚持服用。

- 情绪稳定类药物可能会有助于治疗夏季情感障碍患者常见的混合症状（既抑郁又躁动）。

8

悲秋不是矫情

雾气洋溢、果实圆熟的秋。

——约翰·济慈《秋颂》

这两句诗反映了许多季节性情感障碍患者在秋天的矛盾情绪。一边是济慈缓缓书写秋日的丰饶，一边是埃兹拉·庞德急急警醒冬日的临近。顺便说一句，庞德这首诗使用的是古英语，其中"Lhude"一词有大声讲话之意，诗人是在大声咒骂即将来临的冬天。

　　许多患者都会在秋天到来时感到焦虑，预感不祥。你会敏锐地察觉白天越来越短，让原本属于这个季节的愉快心情夹杂着丝丝惶恐。再加上周围不断给你各种暗示，比如树叶开始变黄掉落，秋季商品目录轮番登场，处处弥漫着对冬季假期的期待，所有这一切都让饱受季节交替之苦的人愈发忧虑。

　　"冬季抑郁"一词其实具有欺骗性。正式的冬季只有3个月，但季节性情感障碍患者的症状通常持续5个月。因此，无论是对季节性情感障碍患者还是对冬季忧郁症患者来说，秋季都是非常关键的。虽然我们总是说要利用秋季来为下一个季节的抑郁做准备（这种观点确实有优点），但很多患者（即使不是大多数）都应该在秋天开始之前就密切关注自己的状态了。

　　有些患者（包括我自己）在夏令时间转到标准时间时就突然感觉黑暗的日子降临了。突然间，天黑的时间就提前了一个小时，这无疑会使症状更快发作。你可能会争辩说，清晨额外的光线足以弥补下午提前到来的黑暗，但是早上那个时间点我们很可能还在床上（即使已经醒来），因此这对大多数人来说作用不大。

在本书创作之时，夏令时是否会发生改变尚不明确。但不管最终结果如何，9月22日左右的秋分都是白昼时长缩短速度最快的时候，这是不争的事实。我的一位患者是这么说的："光线正在真真切切地减少。"

像我们这种患有冰岛人称为"短昼抑郁症"的人都有一个最不喜欢的月份。当然这个月份会因地区而异，不过我想说的是秋季的两个月份：9月和11月，它们对我的一些患者来说特别痛苦。

9月

戴安是一位60多岁的艺术家，她跟随我治疗季节性情感障碍已经有20年了，她告诉我9月最难熬。对她来说，对即将到来的冬天的恐惧比冬天本身更糟糕（每当9月来临，她都会提醒自己振作）。冬天来了，她反而更踏实，因为她知道自己应该怎么做。她会用鲜艳的绿松石色、玫瑰色和朱红色描绘夏日，有时背景使用暗色，以凸显渐渐暗淡的光线和鲜亮活跃的色彩之间的对比。在家居装饰上她也是如此，点缀一些亮色的垫子和彩色的枕头，让室内充满活力。

"但是秋天！"她说道，"最好别让我提起这个话题！"看得出来，她神色中的恐惧并不是装出来的。

另一位患者珍妮特和戴安的想法一样，她也是位艺术家。"我讨厌9月！"她说，"它已经折磨我60年了！我受够了！想到冬天到来时我就会失去那么多心爱的东西，我就烦透了。想到每天散步时只能看着那些毫无生机的老树，新生感就瞬间全无。我渴望5月的到来，那时，燕语莺啼、百花绽放，大地处处散发着温暖而美妙的气息！"

于是，珍妮特会提前规划好去南方度几次假，她发现这是她最好的缓解方式，而且那里的自然景观还能激发她的艺术灵感。

11月

有些人最讨厌的是11月。有位患者在来华盛顿哥伦比亚特区探亲时顺路来看我。他告诉我，自己现在住在伦敦的新家，还在努力适应那里的秋天。"我已经熬过了11月，"他自豪地说，"我刚到英国时，有人就告诉我，'只要你能熬过11月，你就会没事的'，事实的确如此。"

亨利·亚当斯（Henry Adams）是美国著名的编年史学家，他在1869年11月给华盛顿的一位朋友写过一封信。很明显，他患有严重的季节性情感障碍，他在信中写道："每年的这个季节都折磨着我的灵魂。"他认为11月罪大恶极，他还在信的结尾这样写道："如果我服用过量违禁药，验尸陪审团可能会指控11月故意谋杀。"

不过说来奇怪，据我所知，只有一个人的验尸结果显示，她是因季节性情感障碍而自杀的。那时她刚从阳光明媚的度假胜地回到伦敦，而且那时正值11月份。

秋季自查

弄清楚一年中什么时候对自己的挑战最大很有用处，这样你就可以提前做好准备，并想办法缓解自己的痛苦。下面提供的这份自查清单或许能够给你一些建议。

你可以在 9 ~ 11 月这几个月来进行自查，具体以你开始感觉到症状的时间为准，同时要确保你有适合自己的冬季计划。你不妨问问自己，我要怎样做才不会为即将来临的冬天而焦虑？清单中会帮你列出一些具体的问题，它们会引导你采取措施缓解焦虑。别忘了，如果要为冬季做准备，那就需要趁自己还有能力计划、还有精力执行的时候去做。一般来说，越早越好。

秋季自查问题清单

你可以问问自己：

1. 我准备好合适的光疗灯了吗？

2. 家里是否至少有一个房间始终保持明亮舒适？

3. 我是否安排好了去阳光明媚的地方度一次（或两次）假？

4. 这个时候适合约医生见面吗？是否要让医生注意到我已经开始出现一些症状了？

5. 我有没有通知家人和朋友，在接下来的几个月里，我可能需要他们更多的支持和理解？

6.我是否已经制订好健身计划？（如果你在严冬来临之前就开始了锻炼计划，那么等到冬天精力和动力慢慢减弱时，你还能比较容易地坚持下去。）

7.我是否评估过自己对即将到来的冬天的看法，有没有什么可以改进的地方？例如，我能不能既把冬天看作难以逃避的困难，又把它当成一种挑战和冒险呢？而不是像以往那样总感觉它是挥之不去的痛苦？

8.我如何才能尽情享受秋天，去发现这个五彩缤纷、硕果累累的季节之美呢？

9

抗抑郁灯与光照疗法

想想光带来的无限美好，或日月
星辰的无尽璀璨。

——奥古斯丁

从一开始，季节性情感障碍的概念就与环境的光线密不可分。我们在早期的相关论文中就曾假设，季节带来的光线变化会引发该种疾病的症状，而这种光线变化是可以通过人造光来弥补的。此后，我们陆续发表了 60 多篇有关通过光照疗法来治疗季节性情感障碍的研究论文。

研究人员使用"抗抑郁灯"和"快乐灯"来研究光线对患者的影响。这两个术语在本书中都会用到，有时我还会使用最初为研究之便创造出的更中性的术语"光疗灯"。我会将这种疗法称为"光照疗法"，以区别于其他形式的光疗法，如红光照疗法或紫外线疗法，它们虽然有其潜在的医学应用领域，但迄今为止在治疗季节性情感障碍方面并没有公认的作用。

光照疗法的有效性很早的时候就在美国得到了认可。2005 年，威斯康星大学医学与公共卫生学院院长罗伯特·戈登及其同事在《美国精神病学杂志》上发表的一篇综述，对光照疗法进行研究分析并得出结论，光照疗法无论是对季节性情感障碍还是非季节性抑郁症都是有效的。但是，美国医学界的这一共识并没有得到包括英国在内的一些国家正式接受，所以这些国家的季节性情感障碍患者还是受到了一定的影响。以英国为例，光疗设备在本书创作之时并未被纳入国民健康服务体系。不过，英国光照治疗设备供应商在互联网上交易火爆，这给人们带来了希望，官方的态度可能会慢慢发生转变。

虽然光照疗法并不是治疗季节性情感障碍的万灵药，但它的疗效确实显著。本章将重点介绍如何使用光照疗法，以及它在治疗过程中的作用。我也会着重介绍如何将光照疗法与其他策略相结合，以获得最佳的疗愈效果。

我们最早使用的光疗灯现在看来适合拿去史密森尼博物馆[①]展览。这些长方形的设备又大又笨重，需要固定在天花板上使用。如果在房间看到这样的东西，你会以为修理天花板照明设备的人去吃午饭了，留下一堆拆开的烂摊子没收拾。不过，这些老式的灯箱确实有效果，为之后升级版的设备奠定了基础。现在，你要去网上搜索光疗设备，一定会眼花缭乱，要挑选出适合自己的型号非常不容易。

理想情况是，光疗灯不仅要有治疗作用，还要达到装饰效果，看上去不能太像医疗设备。鉴于光照疗法的疗愈效果已经得到证实，所以我听到最多的问题并不是要不要购买光疗灯，而是应该选择哪一款。

在分析现有产品的利弊之前，我们先来看一下采用光照疗法的前期准备。

---

① 史密森尼博物馆是世界知名博物馆，由 17 座主题博物馆、1 个名人肖像画廊和 1 个动物园组成。其展品超过 1.5 亿件，涉及人类起源以来跨越多个大陆的诸多领域的发展历程。——译者注

光照疗法的基本要素

在确定自己需要接受光照疗法之后，要做好以下准备：

1. 确保自己的眼睛没有问题，所以可能需要先检查眼睛。

2. 准备适合自己的光疗灯。

3. 在家里或办公室找个合适的地方安装光疗灯。

4. 每天能在光源前坐一会儿（通常在 20 ~ 90 分钟之间）。

5. 尽量从清早就开始，让自己有足够的时间接受光照。

6. 要坐在有足够光线照射到眼睛的地方。

7. 在秋冬季节每天重复接受光照，其他季节的阴天也可照做。

8. 要定期自查，确保严格按照要求接受光照，不超量也不减量。可以留意自己的情绪和精力变化，并通过有无身体不适来判断。

9. 除了光疗灯，还可以通过其他方式来增强环境光线。

10. 如果一个光疗灯不够用，可以多置备一个，这样你从一个房间到另一个房间时，就不会觉得忽明忽暗，而是无论走到哪里都像夏季那般亮堂。

关于光照疗法的两个基本问题

自行开始光照疗法是否安全

- 在自行开始光照疗法（或任何其他有关季节性情感障碍的治疗）之前，请先了解何时需要寻求专业人士帮助。

- 如果你有任何眼睛方面的问题，特别是视网膜问题，如黄斑变性或视网膜色素变性，建议你不要使用光照疗法。如果你有其他眼部问题，请在开始光照疗法之前咨询眼科医生。

对大多数人来说，如果你不是患有严重的季节性情感障碍或双相情感障碍，没有视网膜问题，那么只要选择合适的光疗灯，并遵照指导正确使用，自行开始光照疗法是没问题的。我治疗病患的这40年里，所见过为数不多的几个出现严重副作用的患者，都是因为他们违反了上述几条简单的规则。

光疗灯的副作用其实很少见，即使有，只要患者缩短光照时间或者离灯箱远一点，通常都会得到缓解。

如何选择适合自己的光疗灯

在介绍可能适合你的光疗灯之前，需要先确定几个基本原则：

- 确定你最关注的光疗灯功能。如果你最看重疗效，那么体积更大、功率更强的光疗灯无疑是首选。
- 诸如成本、美观性、便捷性和尺寸等其他因素也可能会影响你的选择。
- 光疗灯的发光表面应该至少超过 1 平方英尺[①]。根据我的经验，这是迄今为止在治疗季节性情感障碍研究中效果最好的光疗灯的关键特征。如果你在使用光照疗法的过程中效果不理想，可以考虑使用一个发光表面更大的光疗灯。

---

① 1 平方英尺 = 0.093 平方米

- 为了达到与临床试验相似的效果，到达眼睛的光照强度应该大约是 10 000 勒克斯，相当于你在日出时看地平线眼睛接收到的光线量。

- 尽管我们在最初的研究中使用的是较低的光照强度（2 500 勒克斯），但哥伦比亚大学的迈克尔·特曼及其同事则将光照强度提高到 10 000 勒克斯，结果发现与 2 500 勒克斯的光照强度相比效果更好，耐受度亦可。于是 10 000 勒克斯就成了后来治疗的标准强度。

- 要特别注意，有些"治疗"灯虽然号称达到 10 000 勒克斯，但由于发光表面太小，远远达不到理想效果。

- 有些小的光疗灯在你正对着它的时候光照强度或许能达到广告宣称的 10 000 勒克斯，但只要你的头稍微动一下，这个光照强度可能就会急剧下降。视网膜从小发光面接收到的光线量不可能和大发光面接收到的光线量一样多。耶鲁大学医学院精神病学副教授保罗·德桑研究过各种大小的光疗灯，也证实了上述的问题。

- 光疗灯应该是荧光灯（已经被广泛研究过）或 LED 灯（虽然研究还没有太多，但在其他条件都相同的情况下，比如发光面大小和光照强度，其效果和荧光灯大致相当）。此外，LED 灯更小更轻，对于制造体积较小的光疗灯是有必要的。最后，从环保的角度来看，LED 灯也是未来的发展方向。

- 光疗灯的屏幕要能过滤紫外线，因为这些光线会伤害眼睛和皮肤。

- 抬高光疗灯的发光表面，使其位于患者眼睛的前上方，并将前端稍稍向下倾斜。相比直接射入眼睛的光线，以这种角度进入眼睛的光线通常患者更加容易接受，因为来自天空的光线也都是从上方进入我们眼睛的。

- 光疗灯生产商的选择。最好选择老牌公司的产品，它们的广告宣传比较准确可信，一旦出现问题也有可靠的产品支持。接下来我会介绍一些来自知名公司的光疗灯型号。

10 000 勒克斯是什么概念

- 勒克斯是光照强度单位，用以测量照射在物体表面上的光。
- 为了让你的感受更直观，下面介绍一下典型的环境光强度：

室内照明：50 ～ 150 勒克斯

走廊：100 勒克斯

教室：300 勒克斯

办公室 / 展厅：500 勒克斯

超市：750 勒克斯

阴天（室外）：1 000 勒克斯

白天 / 晴天（室外）：10 000 勒克斯

你的眼睛能接受的光照量通常取决于：

- 眼睛与灯箱的距离
- 眼睛与灯箱的角度

- 灯箱的尺寸

如果使用传统的大光疗灯，那么你需要坐在距离灯箱约 45 ~ 60 厘米的地方，才能安全地获得足够的光线。我们在研究过程中也是使用这样的距离，并且发现是安全有效的。如果使用小光疗灯，则可以坐得近一点。

正对着灯箱能让你获得最大的光照量。不过，这种角度有时可能会让你有点紧张，或者让你不舒服或难以集中注意力，尤其是当你在电脑屏幕前工作的时候。因此，人们通常喜欢让光线稍微偏向一侧。但是要注意，如果灯箱被移得太远，会大大减少进入眼睛的光线量，这样光疗灯就不起作用了。如果你觉得坐在灯箱正前面不舒服，那就稍稍调整一下角度，不过你得判断该如何调整才能既让你舒服，又达到治疗效果。

制订适合自己的光疗计划

许多人每天都面临着紧张的时间压力，所以他们首先就会问："我得在光疗灯前坐多久？"这个问题并没有确切的答案，它取决于个体因素、接受的环境光、接受光照疗法的时间点以及情绪状态。换句话说，并没有一种适合所有人的固定光疗时长。

这也就意味着你需要找到最适合自己的光疗计划，而且这个计划还需要随着季节、天气和你的反应来灵活调整。下面我会提供一些参照指南来帮助你评估自己的光疗需求。

启动光照疗法

每天启动光疗的方式灵活多样，你可以根据自己的反应来调整。其中常见的一种方式是在早上醒来后的 20～30 分钟开始。

当然有些人会觉得一起床就进行光照可能太亮了。例如，有躁狂或轻躁狂病史的患者每次可能只忍受得了片刻的光照（甚至只有几分钟），否则他们可能会变得过于兴奋。

不过，如果患者曾经有过任何与暴露在强光中有关的病史，最好在开始光照疗法之前咨询一下医生。

调节光照时长和距离

你可以通过以下方式来调整射入眼睛的光线量和光线强度（使其发挥治疗作用但避免副作用）：延长或缩短光照时长；调远或调近与光源的距离；改变接受光照的时间点。通常在一天中较早的时间进行光疗可以提高疗效，大多数季节性情感障碍患者的反应都是如此。此外，在白天进行轻度治疗效果也更好，因为这样不会破坏易感人群的昼夜节律，例如有躁狂病史的患者。

以下是我的一些患者的真实案例，你会看到通过灵活调整他们的光照治疗方式，他们的病情都得到了改善。

简奈尔，30 岁，理疗医师，身患季节性情感障碍多年。她是从 10 月中旬——差不多在症状显现后一个月——开始光照疗法的。每天早上她都会进行 20～30 分钟的光疗。起初，她对效果很满意，但接下来的几个月，她又开始感到情绪低落。我向她解释说，随着冬季到来，白天越来越短，出现这样的结果也并不意外。于是，我们将她上午的光疗时间延长了 10 分钟，并在她下午工作结束之后增加了 20 分钟的光疗。她对此反应良好，调整后的光照疗法模式让她整个冬季的状态都不错。

亨利，46 岁，建筑承包商。因为预感自己会像往常一样在冬季假期陷入低谷，于是在 12 月份他就开始接受光照疗法，一直到 3 月份，效果都不错。但是后来他就变得特别易怒，动不动就和妻子吵架。在与他交谈的过程中，我们了解到，他经常熬夜，睡眠时间不足，花钱大手大脚，夫妻二人经常为此争吵。我告诉他这种症状属于轻躁狂（没有典型躁狂症那么严重），所以他应该立即停止光照疗法，并定期观察。接下来的几天，他的这些症状（或者说副作用）都逐渐消退了。再次会诊时，我们商量接下来让他在每天早上进行 5 分钟的光疗，此后他的良好状态一直保持到了春季来临。

苏珊，新英格兰一所大学的大二学生。她在冬季接受光照疗法时效果一直很好。到了 3 月份，她觉得自己好多了就停止了光疗，当时并没有任何不良反应。不过到了 5 月份，她的症状又开始出现了，于是她来咨询我。我在分析苏珊的生活状态时发现，其实只要天气阴沉沉，苏珊就会情绪低落。无奈之下她只好同意重新开始接受光疗。再次接受光疗之后，她的状态很快就有好转，所以现在，只要天气不好她就会进行光疗。

根据季节和天气来调整光照量

初秋时节你需要的光照量还不多，所以刚启动光疗时你可能只需要照一小会儿就够了，但是到了隆冬，你需要的光照量可能就比之前多得多了，比如每天需要照射 20～30 分钟之久。同样，等到春天来临时，如果你还是接受冬季的光照量可能又会太多，反而会让你变得亢奋，扰乱你的睡眠。

学会通过身体反应定期自查

虽然我的一些患者都在家里购置了精密的自动化光照设备，但其实最精准的参照指南还是你自己的身体反应（被我们称为"内置测光仪"），它会提示你每天、某个季节的不同时间段以及每年需要多少光照量。

有些患者早起之后喜欢喝咖啡或喝茶来提神，我通常就会问问他们喝了多少杯咖啡或茶，来大致判断他们接收的光线是否足够（或超量）。

已经习惯使用光疗的人久而久之就会发现，自己很清楚多少光照量是适宜的。例如，如果光照的时间不够，他们的不适症状就会持续或反复。这时候你可能就需要相应地延长光疗的时间。如果光疗的时间太长，可能会导致精力过剩或其他副作用，比如变得易怒、焦虑、失眠、头痛或眼睛疲劳。

如果你发现光疗给你带来副作用，那你就应该适当缩短光照的时间，比如，早上只进行 15 分钟的光疗。虽然对于光照的时间没有设定上限，但还是请留意自己的身体状态，确保不要超量。我建议每天进行光疗的时间不要超过 90 分钟。要知道，如果你喝太多水，即使是纯净水也会对你有害。

善于利用"内置测光仪"，根据自己的情绪、精力或身体状态来调整你的光疗方式，有利于改善不均衡的情况。

经常留意你所处环境的光线，包括室外和室内的。时不时问问自己："我卧室里是不是少了一两个灯泡？我的窗户需要好好擦一擦吗？有人挪动了我放置在最喜欢的阅读角或锻炼场所的台灯了吗？"靠自己的感觉来留意房子里的这些变化，并及时进行调整，保证任何时候家中的光照亮度都是适宜的。从这个角度来说，你得像科学家那样，用仪器进行测量，然后再根据结果做出必要的改变，或者像水手那样，判断风向和风力并对你驾驶的船只做出相应的调整。

增加光照强度的安全做法

有些患者问我能否将光照强度增加到 10 000 勒克斯以上，同样，我不建议使用亮度超过 10 000 勒克斯的光。

- 考虑在光照疗法的基础上，使用其他光源作为补充，这可能包括自然光，出去散散步或跑跑步，即使是黑暗的天空也会产生比你想象中更多的光。在家里或办公室的重要位置安放光疗灯。清理窗户（例如，去除精美复杂的窗户装饰）。安装天窗或阳光管道。
- 留意身边的光线环境，在昏暗的时候创造性地增加额外的辅助光源。

黎明的力量

在结束光照疗法这一章之前，我还想介绍一种与光照有关的治疗方法，即黎明模拟，通常是利用黎明模拟器（又称"唤醒灯"）来进行。

哥伦比亚大学的迈克尔·特曼让我们注意到人类对黎明光线的反应，其实这在动物和鸟类中很常见。从进化的角度来看，我们的昼夜节律系统都会受到第一缕阳光的影响。我们常说，早起的鸟儿有虫吃，那它们又如何知道自己起得早呢？黎明的到来就是信号。

华盛顿大学精神病学家戴维·艾弗里及其同事研究了模拟的黎明光对季节性情感障碍患者情绪的影响。他们发现，相比昏暗的环境，如果让患者在早晨起床甚至尚未醒来时进行光照，可以起到抗抑郁和提神的作用。这种新疗法疗效惊人又极具前景，主要在于：所需的光源比传统的光疗的强度小得多；即使在患者闭上眼睛的情况下也会产生效果。也就是说，人在黎明时分，眼睛极度敏感，此时即使只是少量的光线穿过闭着的眼睑也足以改变人的情绪和行为。研究人员反复验证了他们最初的发现，并且其他研究人员的结果也证实如此。

黎明模拟器能够让人们在逐渐增加的光线中醒来，就像我们的原始祖先所做的那样（假设他们没有住在隐蔽太深的洞穴中）。现在，许多人都很享受每天在唤醒灯的光线中醒来的感觉，虽然他们当中有些人并没有患上季节性情感障碍。

你或许已经看到，如果能将黎明模拟与常规的光照疗法相结合，无疑可以提升治疗的效果。

黎明模拟器是一种便捷的设备，你可以定时将它开启，随后它发出的光线会逐渐增强，就像夏天的黎明一样。除了能改善人的情绪之外，还能让人们在冬季的早上更容易醒来，甚至全年受益。柔和的灯光对季节性情感障碍患者的作用更是不言而喻，他们能轻松愉快地从漆黑的夜晚过渡到明亮的白天，起床之后还能沐浴在其他光疗灯提供的温暖光线之中。

图 9-1 和图 9-2 是两款造型美观的黎明模拟器。

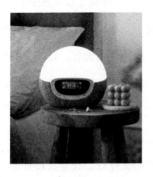 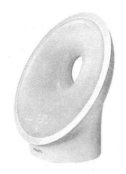

图 9-1　Lumie 公司的日光生物钟 300 系列　　图 9-2　飞利浦公司的自然唤醒灯

☼　黎明模拟器在治疗季节性情感障碍症状方面的显著效果已经得到了广泛而充分的验证，既可以单独使用，也可以与光照疗法结合使用。

慢慢迎接清晨的光线

《华盛顿邮报》的"大脑前沿"专栏作家理查德·西玛最近提出的一个悖论引起了我的注意。他患季节性情感障碍已经有一段时间了，一直以来光照疗法对他的帮助也很大，但是他说自己如今对光是又爱又恨。早晨醒来就要接受明亮的光线治疗对他来说太刺眼了，与夜晚的反差太大。于是，我向他介绍了黎明模拟器，这种光线可以让他从黑暗的卧室逐渐适应其他的灯光。

后来我又意识到，虽然自己床边也有一个黎明模拟器，但我也只是偶尔才用一下。在现实生活中，我每天早上会用各种办法让光线缓慢地进入我的"洞穴"。我喜欢晚上睡好、睡饱觉后自然醒来的感觉。我安装了一个桌面调光器（网上售价不到 20 美元），用它来控制我床头灯的光线亮度。接下来我会一步一步地迎接光亮。首先，我会拉开窗帘或者百叶窗，仔细感受一下当天的日光。天空是什么颜色的？光线亮度、光影模式以及亮调是怎样的？就像梵语"向太阳致敬"（surya namaskar）那样，去迎接太阳，哪怕它暂时躲到云层后面去了。接下来，我才会去一个接一个地开启家里的光疗灯。我建议理查德在清晨醒来之后也试试这样做，而不是直接去照光疗灯。如今，我们明白光线可以多种不同的方式影响我们的大脑，而我们也可以选择以怎样的方式来迎接新的一天，这是何其幸运啊！

- 我并不建议你一定要按照我的方法来做。相反，我提议你尽可能发挥自己的创造力，来探寻最适合自己的方式。
- 主动迎接室外的自然光。把光线看作快乐的源泉，它会让你一整天保持愉悦的心情。
- 在你的眼睛适应了一定的光线之后，你就可以舒舒服服地开始接受光疗了。

光照疗法的应用与注意事项

给我更多的光吧!

——约翰·沃尔夫冈·冯·歌德

人们普遍认为，德国传统上最伟大的文学家歌德的临终遗言是"给我更多的光吧"。这正是本章的主题，它回答了过去40年来人们问我最多的几个问题：在冬季缺少阳光的日子里，怎样才能给生活带来更多的光亮？有哪些注意事项需要他们牢记于心？这些年来我在治疗方面有些什么心得？下面我就来为大家解答这些困惑。

光照疗法对季节性情感障碍的治疗效果如何？

关于这个问题，答案是可喜的。光照疗法对治疗季节性情感障碍非常有效。据加拿大的专家共识声明显示，在记录的大量患者中，大约有2/3对光照疗法反应良好。与非季节性抑郁症的抗抑郁治疗相比，这是非常好的结果，与我自己的临床经验也是相符的。

如果光照疗法可以申请专利，那么它的广泛应用将会带来巨大的利润，创造价值数十亿美元的产业。但是，如果没有这样的商业激励，它也可能会渐渐淡出人们的视线，不被重视。

☼ 大约有2/3的季节性情感障碍患者对光照疗法反应良好。如果你也和我一样，容易在冬季或在阴沉的天气里变得抑郁，这绝对是值得庆祝的好消息。

不仅如此，患有非季节性抑郁症和其他疾病的人也可以从这种自然疗法中受益。

不过，如果说有 2/3 的患者对光照疗法反应良好，那就意味着还有 1/3 的患者对这种治疗无感。更何况，有些反应良好的患者仍会复发。也就是说，有些患者使用光照疗法有效果，但后期还是可能会出现明显的症状。

抛开研究过程中的种种限制，在临床环境中，对光照疗法有反应的患者其实可能会超过 2/3。而且那些反应良好的患者，也可以通过各种方式调整其光疗方案或者与其他形式的治疗相结合，疗效可能会更加显著。

如果你认为上述有关光照疗法研究的结果还不是很理想，不妨尝试最常用的几种抗抑郁药物，如百优解（氟西汀）、左洛复和来士普等，它们在治疗抑郁症方面的效果其实并不比上述结果更好。

- 光照疗法是治疗季节性情感障碍的一种高效疗法，其治疗效果超过了使用抗抑郁药物治疗非季节性抑郁症的效果。
- 鉴于光照疗法仍然存在一定的局限性（有些患者在接受光疗之后仍出现抑郁的症状），我建议你将光照疗法与其他治疗方法结合起来，这样会让你一年无论在什么季节都能感觉良好。这个原则同样适用于治疗非季节性抑郁症。

接受光照疗法会有什么反应？

有些患者对光照疗法的反应又快又明显。有时我会在与患者第一次见面时测试一下，我会在会诊期间开启一盏最亮的光疗灯，对着这位新来的客户。有些患者的情绪在一小时之内就会出现好转。我还清楚地记得之前有一位汽车推销员，他来找我时满面愁容，当时正值秋季，他说自己的病情已经影响到自己的正常生活了。他告诉我，以他现在的这种状态根本别指望能卖得出去一辆车，我觉得他说的没错。在光疗灯的照射下，他慢慢变得活跃起来，谈话时精神抖擞、专注投入，我完全能够理解他在其他季节惊人的销售业绩了。

里奥·谢尔和我们在国家心理健康研究所的同事研究了对光照疗法的即时反应是否预示着良好的长期效果。结果证明确实如此。他们通过观察一组季节性情感障碍患者的反应发现，患者在接受光疗一小时后的反应基本能预测他们持续一周每天接受光疗后的效果。当然，定期重复治疗很有必要，否则仅靠一小时的光照治疗是不可能让一个人保持良好情绪的，所以最好在秋冬季节每天都坚持治疗。

刚开始接受光照疗法，会有什么感觉？

每个人的反应都会有所不同，但也会有一些共同的反应。首先就是身体上的感觉：起初一阵你会感觉浑身轻飘飘的，心慌、手脚发麻，紧接着可能会感觉心情好起来了。最好的情况是，你发现自己的低落情绪逐渐消失了，或者突然就不再抑郁了。精力变好了，日常活动也变得更轻松了。不再那么想吃甜食和淀粉制品，也不再想念垃圾食品。你的思维也变活跃了，大脑不再像是一台久未上油的旧机器那样磕磕绊绊。我最早期的一位患者这样描述他接受光照疗法的感觉："我的大脑又开始运转了。"现在，你会感觉锻炼起来更加轻松，也更能坚持下来。你可能又会想要开始联系朋友，给他们发邮件，约他们去看电影、打球或是听音乐剧。性不再是一种负担，而是一种享受。简而言之，你感觉自己又活过来了。

☼ 理想的状态是，你不仅身体状态得到了改善，精神状态也比之前好很多。

接受光照疗法多久开始起效？

虽然光照疗法对有些人的效果几乎是立竿见影的，但对于大多数季节性情感障碍患者来说，这种效果通常会在 2 ~ 4 天内出现。还有极少数的情况，患者的反应时间可能更长一些：有时长达一两周。此外，如果是用来治疗非季节性抑郁症，那么起效可能更慢一些。

- 光疗起效的时间因人而异：短则一小时、一两天，长则数周（很少见）。

- 如果 4 天之内你还没感觉到什么变化，那你还是应该坚持下去。不过我也建议你仔细回想一下，在进行光照治疗时有没有严格遵照要求。

- 在进行光照治疗时，你可以一边期待效果，一边尝试本书的其他治疗方法。

进行光照治疗时，需要一直盯着光疗灯吗？

没有必要。但你确实需要面对灯箱。为了使光疗起作用，大部分来自灯具的光线应该直接射向眼睛。最理想的状态是，光线从前方稍稍高于眼睛的位置照射过来。如果你一边接受光照疗法一边在电脑前工作，那么你会发现把光疗灯直接放在前方很不舒服，让你很难集中注意力在电脑屏幕上。所以，你可以在确保光线仍在起效范围内的前提下，把灯箱往侧方移一点点，这样可能会让你更加舒适。

☀ 记住，光照疗法是通过眼睛起作用的，所以为了达到预期的效果，需要确保光线能够进入眼睛，但并不需要直直地照射眼睛。

离光疗灯多远效果最好？

不同光疗灯要求的距离各不相同，而且每个人的耐受程度也不一样，不过常见的距离是 1.5～2 英尺（45～60 厘米）。光疗灯制造商对此应该都有具体说明。之前我们提到，如果你使用的是一家老牌公司生产的光疗灯，那你接收到的光线水平通常能达到他们宣传的水平，当然前提是你在使用灯具时的距离和角度都是正确的。在制造商推荐的距离上测量的光量应该至少为 7 000 勒克斯（尽管最好能达到 10 000 勒克斯）。

进行光照治疗时，我能做些什么？

你可以做任何你喜欢的事情，只要确保眼睛睁开、面对着灯箱、坐在合适的距离就可以了。你既可以利用这段时间完成工作，也可以纯粹放松娱乐，当然你也可以劳逸结合，这都可以由你自己来决定。如果你在开始光疗之前就想好怎么度过这段时间，效果可能会更好。季节性情感障碍患者通常到了冬季工作效率相对较低，所以不妨利用光疗的这段时间来完成一部分工作。不过另一方面，如果你完全把接受光照疗法的时间当成了工作日的延伸，那你就可能又没有什么动力接受光照疗法了。

一天中的什么时间进行光照治疗效果最好？

俄勒冈健康与科学大学教授艾尔·鲁伊及其同事首次提出，大多数季节性情感障碍患者早上进行光照治疗的效果比晚上要好。哥伦比亚精神病学研究所夫妻档教授迈克尔·特尔曼和苏娟·特尔曼的研究表明，一天之中进行光照治疗的时间越早越好，特别是如果你习惯早起的话。他们的研究表明，光照疗法开始的时间足够早，比如从早上8点提前到早上6点，效果可能会从40%提升到80%。如果你想这么做，那我建议你晚上早点睡觉，以确保睡眠时间充足。连续几天在清晨使用光照疗法往往也会使人们的睡眠时间提前，这样他们更容易在晚上早点入睡，清晨更早醒来。

不过这种早间光照疗法的做法也不一定适合所有人，有些人反而是在傍晚或晚上进行光照治疗效果更好。总之，一般来说，最好在早晨开始进行光疗，并在当天晚些时候根据需要增加额外的光疗时间。

尽管对许多人来说，在一天中任何时间段进行光照治疗都会有帮助，但对季节性情感障碍患者来说，光照疗法的时间点真的很重要。我记得一位名叫乔的患者，他的秋冬抑郁症状通常从8月中旬就开始了，早上 6 点进行光疗对他没有任何效果。要有效治疗乔的症状需要从他出现症状的时间来寻找办法（毕竟 8 月份还是夏季）。从夏至到 8 月中旬，日出的时间晚了半小时（在我们这个纬度是早上 5:30 ~ 6:00 之间），我怀疑这减少的半小时可能是有效治疗的关键。于是，我把乔的光疗时间提前到了早上 5:30，结果令我们惊喜，而且整个冬季治疗效果都很不错。不过大多数患者并不需要像乔那样特别早起，通常也都能感受到光疗的效果。

☼ 尽管有些人在一天中的其他时间治疗也有效果，但对大多数患者来说，早上进行光照治疗效果最佳。

如何更方便地进行光照治疗？

如果你能将光照疗法自然地融入日常活动中，无疑效果是最好的。这样在你一天下来忙得疲惫不堪时，它不会再成为额外的负担。既然每天都需要抽出一段时间来坐在办公桌或餐桌前进行光照治疗，倒不如在进行日常活动的同时完成这件事，例如你可以一边吃饭或者健身，一边进行光照治疗。不过，如果你是在阅读或者看电视，眼睛已经专注于某处，使用光照治疗可能会造成眼睛疲劳。

当然，久坐已经成为一种备受诟病的习惯，它严重影响现代人的健康生活。如果经济条件允许，你也可以购置多个光疗灯，让自己可以来回走动，同时又能继续接受光照疗法，就仿佛我们一年四季都置身于夏日的明亮光线之中，让我们保持愉悦的心情。

或许你也想尝试在清晨进行光照治疗，但又是早起困难户，那你可以试试把光疗灯放在床的附近，并连上定时开关，这样它就可以每天早上自动开启了。不过为了避免你被光疗灯的强光刺醒，最好先使用唤醒灯或黎明模拟器来制造黎明的效果。

- 尽管大多数人在早上进行光照治疗效果最明显，但其实在一天中的任何时间，包括晚上进行光照疗法都会对你有帮助。你也可以尝试一天进行多次光照疗法，比如早上和晚上各一次。或者，在多个房间安装光疗灯，这样无论如何走动，整个空间都是明亮的。

- 如果你在早上进行光照治疗的效果不理想，可以尝试将时间再提早一点。如果仍然没有改善，可以改在晚上进行，或者在晚上增加一次。如果你觉得效果特别好，也不要急于下定论，可以回顾一下整个的光照疗法进展。

灯光的颜色重要吗？是否需要全光谱光疗灯？

"全光谱"一词主要用来描述模仿太阳光光谱的灯光，而不是大多数灯的光谱，包括在研究和临床环境中使用的光疗灯。

光疗灯的光源不一定要全光谱。在研究中常用的普通"白"光效果就很好。我把"白"字加了引号，是因为荧光灯的白光会因为更靠近光谱的蓝色（波长较短）部分或是粉红色（波长较长）部分而有所不同。至于你更喜欢哪一种白光就看个人喜好了，这两种白光的效果其实并没有差异。就我个人而言，我感觉偏向于粉红色一端的白光比蓝色一端的白光更舒服。

总之，普通的白光就足够了，选择你喜欢和觉得舒服的即可。本书推荐的所有光疗灯既有暖白光，也有冷白光。

合格的光疗灯需要能够过滤紫外线（它可能对眼睛有害），通常都是通过灯泡前面的防紫外线屏幕来实现的。

此外，尽管蓝光最大的危害主要是在生物效应方面（如抑制褪黑素分泌、打乱昼夜节律等），但如果光源中蓝光过多，也可能会伤害眼睛。因此，目前尚无临床理由需要在光照疗法中使用过多蓝光。

☼ 这里推荐的大多数光疗灯都是目前最先进的，已经得到了多年的研究和临床实践的检验，而且这些光疗灯使用的基本都是普通白光。

我可以自己制作光疗灯吗？

我强烈反对你这样做。我所推荐的灯具在质量、光照强度和安全性方面都已经过验证。这些老牌制造商会提供良好的产品支持，选它们没错。

有证据表明，光照疗法是通过眼睛起作用的，而不是通过皮肤。我和汤姆·韦尔早期就对这个问题进行过研究，结果我们发现，如果遮住患者的眼睛，只让其皮肤暴露在光线下，光照疗法是没有效果的。但是，只要光线能进入患者的眼睛，即使他的皮肤没有暴露出来也不会影响光照疗法的效果。在啮齿类动物身上进行新研究已经帮助我们理清了眼睛和大脑之间的神经通路，光照疗法可能就是通过这些神经通路来发挥作用的。

虽然种种证据表明，光疗灯的光线是通过眼睛而不是皮肤发挥作用的，但对于自然光的效果，情况就相对复杂一些。

无论是在沙滩还是在游泳池，人们都是尽量暴露皮肤的，这说明日光浴应该是非常令人愉悦的。说不定你自己也深有体会，或者你的朋友表达过这种感受。而这种效果似乎是通过作用在皮肤上的紫外线来调节的。在一项对照研究中，受试者分别躺在有紫外线照射和没有紫外线照射的日光浴床上，结果他们更喜欢前者。不过，还是要小心：我所知道的就有一个北欧人，因为在泳池边晒太阳上瘾，结果患上了多种皮肤癌。

哈佛医学院研究人员在老鼠身上进行的一项研究可以解释这种上瘾的行为。皮肤长期暴露在紫外线下会提高体内 β - 内啡肽的循环水平，而这种物质具有阿片样（opiate）活性。在老鼠习惯了紫外线的照射之后，只要对它们使用一种阻断 β - 内啡肽作用的药物，它们就不再上瘾了。

因此，我建议使用经过批准的光疗灯进行光照治疗，这样可以过滤掉对眼睛和皮肤有害的紫外线成分。虽然阳光照射可能会改善情绪，但在享受日光浴时还是应当谨慎，最好使用防晒指数为 30+ 的防晒霜。此外，有皮肤癌或癌前病变史的人应该采取额外的预防措施，避免直接暴露在阳光下。

在昼行性动物（比如我们人类）的进化过程中，夏季漫长的白昼对动物的情绪和行为有激活和提升的作用，这种作用可能是通过涉及眼睛和皮肤的冗余机制进化而来的。不过，在治疗季节性情感障碍时，我们将主要处理视觉范围内的光（利用光照疗法实现），毕竟我们的研究仅限于使用可见光，而不是紫外线。

光疗灯要如何安设才能最适合我？

光照疗法是否有效取决于很多因素，关键要看怎样最适合你，自己的身体反应如何。其他你需要考虑的因素包括：

- 舒适度
- 空闲时间
- 灯具与家具的搭配
- 外部光线环境

尽情发挥你的创造力吧，就像我之前提到的病人莫伊拉那样去摸索最适合自己的方式。莫伊拉因为不喜欢最初使用的大号光疗灯，便尝试了较小尺寸的平板式光疗灯。后来她发现灯光直射自己不舒服，就把它摆放在了视线斜前方 45° 的地方。可这样依然不能提供足够的光线缓解她的症状，于是她在另一侧增加了一个光疗灯，同样在斜前方 45° 的位置摆放。最终总算达到了理想的效果。总之，只要在安全范围之内，你可以灵活安设光疗灯，一定会找到最适合自己的方式。

眼睛离灯的安全距离是多少？

眼睛离灯的距离不要小于制造商指定的最小距离（一般情况下，距离灯具正面不超过 18 英寸，约 45 厘米）。对于比该距离更近的距离，其安全性尚未得到证实。

光照中断一会儿还会有效吗？

会。光照疗法并不一定要持续不间断地进行才起作用。在光疗过程中短暂的中断不会明显降低整体效果。

需要每天进行光照治疗吗？暂停一两天会怎么样？我什么时候可以停止光照疗法？

同样，以自己的身体反应为准。有些患者中断光疗一两天也不会有任何问题，但有些患者连错过一个时间段的光疗都不行。所以，我能告诉你的就是相信自己的感觉。通常只有你自己才能最准确地判断自己的情绪，尤其是当你积累了一定的自我观察经验之后。如果你的伴侣或朋友觉得你的症状没什么要紧，或者认为光照疗法对你的健康和情绪也起不了什么作用，那这时候你就可以有充分的理由为自己辩护了。

如果你没能定期进行光照治疗，那就要注意是否有复发的征兆，比如起床困难、感觉疲劳，想吃甜食和淀粉类食品等。这些迹象都是在提示你，你该继续常规的光照治疗了。

如果要减少对光照治疗的需求，你就得从其他来源获取光线，例如在光线充足的冬日去户外，即使有云层遮挡，也尽量让自己沐浴在自然光中。

刚入冬就开始光照疗法有好处吗？

俗话说得好，治疗得好不如预防得好。使用光照疗法来预防季节性情感障碍也不例外。无论什么时候，只要你发现自己有症状显露的苗头，都要尽可能地积极对待，这样，等到了冬季你就会感觉格外轻松。你也知道，刚入冬时我们所需要的光照量可能比深冬时节要少。伴随着黑夜变长，你可能就需要适当延长光照疗法的时长、增加光照量，以便自己达到最佳的状态。当然，在冬季渐渐远去时，你就可以相应缩短光照疗法的时间。

- 在出现不适症状之前就开始光照疗法。时刻关注自己的身体反应并灵活调整光照疗法计划。当白天开始变短，记得延长光照疗法的时长；在冬季快要结束时，随着白天慢慢变长，可逐渐缩短光照疗法的时长。但是，如果天气突然又变差了，要准备随时重启已经暂停的光照疗法计划或延长当下的光照疗法时长。

光照疗法有哪些副作用？

人们对光照疗法的耐受性普遍都很好。即使有副作用的话，一般症状也比较轻微，而且都能够得到缓解，所以大多数人是可以接受光照疗法的。最常见的副作用包括：

- 头痛。
- 眼睛疲劳。
- 过度刺激。就像一个人喝了太多咖啡或茶一样，会出现易怒、焦虑或失眠等症状。当然，这些也可能是轻躁狂的迹象，就像一些季节性情感障碍患者在夏天经历的那样。所以，如果你有躁郁症、躁狂症或轻躁狂症的病史，请在开始光照疗法之前咨询你的精神科医生或治疗师。

- 恶心。

- 疲劳。

- 眼睛或鼻腔干涩。

- 皮肤发红。这种情况一般出现在光疗灯未能充分过滤掉光线中的紫外线成分（有时会发生），或者使用者正在服用一些让皮肤对环境光敏感的药物时。不过，光疗设备在过滤紫外线方面会越来越高效，这种副作用可能也会越来越小。

如何缓解副作用：

- 缩短光照治疗的时长。

- 坐得离光源远一些。

- 如果你失眠，可以把进行光照治疗的时间提早一点。

- 如果眼睛或鼻腔干燥，可以使用生理盐水滴眼液或鼻喷雾剂缓解。

- 如果喉咙干燥，可以使用加湿器或喝热饮。

- 如果出现偏头痛、眼睛疲劳或皮肤发红的症状，上述简易操作不一定起效，建议咨询医生。

- 如果你经常失眠、多动或感觉过度兴奋，建议咨询医生。

此外，光照治疗过程中暂停一两天也是有帮助的，这样你就可以确定自己的这些症状是否真的是光照疗法引起的。然后再重新开始，调整一下治疗计划，强度不要太大（比如缩短光照疗法的时长，坐得离光源远一些，或者调整光疗灯的强度设置）。

光照疗法对眼睛有伤害吗？

进行光照治疗需要满足两个前提条件：一是使用方法正确，二是使用者的视觉功能正常。在满足这两个条件的前提下，目前还没有证据表明光照疗法对眼睛有伤害。

目前两项对患者进行的随访研究都没有发现光照疗法损伤眼睛的证据：一项是我们小组保罗·施瓦茨团队对 59 名患者进行的为期 9 年的随访研究，另一项是加拿大卡尔加里的克里斯·戈尔曼团队对 71 名患者进行的为期 5 年的随访研究。这两项研究的受试者的视觉功能都是正常的。据我所知，目前还没有关于进行长时间光疗对眼睛会有损伤的研究。但是，数百名临床医生和数千名患者 40 年来使用光照疗法的经验表明，如果使用者不存在与眼睛相关的风险因素，只要使用方法得当，这种疗法就是安全的。

- 如果你曾经有过任何视觉障碍或眼部问题（需佩戴普通的矫正镜片除外），在进行光照治疗之前，一定要咨询你的眼科医生。
- 如果你有易受光照影响的病症，或者正在使用某种需要避免光照的药物，请务必在开始光疗前咨询医生。

如何判断自己对光照疗法的反应？

你是否总是在光线昏暗的日子情绪低落，在阳光灿烂的日子精力充沛。这是很好的预测因素。是否一到冬季就出现抑郁症状，特别是感觉疲劳，睡不醒，暴饮暴食，特别想吃碳水食物，体重增加以及不愿社交。

最后，可以试着接受一个小时的光照疗法，如果反应良好便意味着这种治疗方法对你有效。

孕期或哺乳期使用光照疗法安全吗？

目前尚无证据表明，在怀孕期间使用光照疗法会有任何副作用。哺乳期间可以接受光照疗法，但要确保宝宝的眼睛不要直接暴露在强光下。婴儿眼睛的特性与成人不同，所以我不建议将婴儿的眼睛直接暴露在光疗灯的强光下。不过，只要避免婴儿的眼睛接触强光，例如用毯子遮挡，哺乳的母亲接受光照疗法应该不会伤害婴儿。

带光疗灯去上班会怎样？

我最初向患者推荐光疗灯时，他们有些顾虑，觉得把这种灯带到工作场所很奇怪，或者觉得有点丢人。我从来没有听说过有人遇到过这样的问题。如今，光疗灯已经见怪不怪了，而且还很流行，毕竟它有很好的效果。即使没有明显季节性反应的人也会发现，光疗灯会让人精神振奋。最近，一位在华尔街做交易员的朋友告诉我，他们的交易大厅里安装了很多光疗灯，这我倒是没想到。

如果进行光照治疗一周没有起效，我该怎么办？

首先也是最重要的，评估一下自己这一周使用光照疗法的感受。你的工作和生活状况怎么样？睡眠、食欲和体重有没有什么变化？与一周前相比，情况是变好了还是变坏了，还是没什么变化？

要参考专业人士的建议，好的医生或治疗师不仅可以给你具体的建议，也可以让你更安心，让治疗过程更顺利。

只要你在自己生活中的重要领域还能应对自如，那么你目前的光照疗法计划可能还是值得坚持下去的，尤其是在你还找不到能为你提供帮助的专业人士的情况下。但是，如果你觉得光照疗法效果不是很理想，可以参照下面的原则进行调整。

回顾自己的光照疗法进展。光疗灯够用吗？记住，太小号的光疗灯发出的光可能无法满足你的需求。不妨考虑换一个大号的，或者同时使用多个光疗灯。

进行光照治疗时，你是否坐得离灯箱够近？是否在推荐的距离内（通常距离灯箱前部大约18英寸~2英尺，约45~60厘米）？

灯的位置是否足够让光线进入眼睛？有些人把灯箱放得离脸太远，结果只有少量的光线能进入眼睛。建议的角度是，当你直视前方时，灯与脸部中心的夹角不应超过45°。

如果按上述角度摆放灯具之后仍然无法给眼睛提供足够的光线，可以考虑在另一侧增加一个光疗灯。

考虑将光照治疗时间提早一点。有研究者表明，这会使治疗效果翻倍。

延长光照治疗的总时长。不过你并不需要在早上一次性完成光照疗法，可以在一天中多次进行。按照上述的方法再尝试一周，观察效果是否有所不同。

季节性情感障碍、光照疗法和维生素 D_3 水平之间的关系

虽然没有证据表明季节性情感障碍和维生素 D_3 水平之间有直接

关系，但我们也很有必要了解维生素 D_3 的作用。

维生素 D_3（以下简称为维 D）是人体必需的维生素，主要负责骨骼的正常发育以及全身许多其他细胞的功能。维 D 可以从饮食中获得，也可以经紫外线照射在皮肤中合成。但是，我们的日常饮食能提供的维 D 往往不够，而且许多人又避免阳光直射皮肤，所以相当大一部分人体内的维 D 水平都不足。富含维 D 的食物包括鲑鱼、沙丁鱼和金枪鱼等油性鱼类。不过，我们也可以通过口服维 D 来补充。正因为缺乏维 D 是一种常见现象，所以许多医生都会建议，定期体检时例行测量体内的维 D 水平，并在必要时建议补充。

维生素 D 是脂溶性的，容易在体内堆积，所以盲目服用可能会导致超标。因此，你应该遵照推荐的剂量服用。

有些人因此想当然地认为季节性情感障碍的出现就是因为体内的维 D 水平不足。这是没有根据的。就目前的研究来看，既没有证据表明季节性情感障碍患者体内的维 D 水平就一定低，也没有证据表明补充维 D 可以逆转患者的症状。

光照疗法的科学原理

应该像研究线条、平面和实体那样分析人的行为和欲望。

——巴鲁赫·斯宾诺莎

有关使用光照治疗季节性情感障碍的科学研究仍处于早期阶段。目前我们已知的研究成果包括：

- 环境光不足是导致季节性情感障碍最显著的原因，而光的作用似乎是通过眼睛实现的。

- 人的季节性（情绪和行为随季节变化的倾向）在某种程度上是由基因决定的。患抑郁症的倾向也是由基因决定的。但目前还不知道这两种基因缺陷是否或如何相互影响。

- 女性比男性更容易患上季节性情感障碍，尤其是在女孩进入青春期后患季节性情感障碍变得更为普遍。这表明女性患病与雌激素有一定关系。

- 压力往往会使症状恶化，而缓解压力往往会使症状好转。我们团队的一项研究显示，季节性情感障碍患者在应激反应系统方面的迟缓表现可以通过光照治疗恢复正常。这项研究表明，尽管季节性情感障碍患者无法本能地对压力做出足够的反应，但只要他们接受光照治疗，情况就会逆转。

- 研究人员已经通过对啮齿类动物的研究确定，其视网膜上固有的光敏感受器和大脑中调节情绪的特定区域存在直接通路。

季节性情感障碍的生物学原理

与本书其他部分的内容相比，本部分内容相对复杂，对治疗季节性情感障碍的直接作用也相对较小。我主要想提供给那些对光照治疗背后的科学原理感兴趣的读者。我希望你愿意继续读下去，不过我想说的是，别担心，即使你跳过这一部分也没关系，你依然能疗愈自己的季节性情感障碍。

导致季节性情感障碍的原因可能有很多。例如，我们可以说是因为环境光不足，但这并不能解释为什么一个人患病，另一个人却不会。不同的人在眼睛、松果体等方面有什么差异导致他们对光的反应不同？我们可能会发现他们的这些器官功能存在差异，但这是否就意味着季节性情感障碍的出现与这些差异有关，还是说只是偶然？面对像大脑这样拥有数十亿个神经元以及多个输入和输出通道复杂的器官，想要确定直接的因果关联是很难的。

也就是说，现已提出的有关季节性情感障碍的生物学原理和光照疗法的作用机制的理论并不止一种。如果你对这些原理感兴趣的话，可以先了解以下列出的最为突出的研究方向。当然，这些理论并不一定相互排斥，也没有任何一种是已被确立或已被排除的。我们也没有任何理由认为患者都是因为同样的机制和原因而患病的。

以下是有关季节性情感障碍成因以及光照疗法作用机制的一些主要理论。

眼处理异常：对环境光不敏感

如果光线无法进入眼睛就可能会对大脑功能产生不利影响，同时也可能引发季节性情感障碍的症状。

下面的这个例子比较具有戏剧性。有一位50多岁的男性来找我，表示自己最近患上了季节性情感障碍 —— 在这个年龄段的男性中其实很少见。我在仔细询问后发现，他在出现这些症状的前一年，遭遇了一场机动车事故，其中一只眼睛的晶状体受伤，因而患上了白内障。这样一来，他眼睛接收到的光输入就减少了，这可能继而引发了他的季节性情感障碍症状。光照治疗对他很有效。

晶状体是眼睛的重要组成部分之一。一旦受损，就可能会影响眼睛对光的处理，进而引发季节性情感障碍，至少有一部分患者属于这种情况。为此，我们团队的丹·奥伦通过对61名季节性情感障碍患者和61名对照者进行标准化测试来探究这个问题，但发现两组受试者在眼睛方面并没有差异。

不过，蒙特利尔CERVO大脑研究中心的眼科学教授马克·赫伯特和同事测评了27名患者和23名对照者的视网膜敏感度。他们发现季节性情感障碍患者的视网膜敏感度明显较低。于是他们得出结论，自己的研究结果与眼处理异常的理论一致，即视网膜异常低的敏感度可能会使患者对环境光不敏感，从而引发季节性情感障碍症状，至少对部分患者而言是如此。这种不正常的灵敏度在夏季环境光充足时可能不是什么问题，但到了昏暗的冬季可能就会带来麻烦。除此之外，有关季节性情感障碍患者对环境光敏感度低的结论还源于一个不寻常的实验 —— 10比14研究，我在稍后会详细介绍。

褪黑素分泌异常

我们知道，褪黑素是位于大脑下方中线处的松果体所分泌的一种激素。正常情况下，褪黑素只在夜间分泌。长久以来，褪黑素分泌的持续时间用来提示夜晚的长短，以及一年中季节的变化，从而使动物能够对季节变化做出适应性反应，包括繁殖模式、鹿角换新、毛色变化等。这种随季节变化而做出的反应具有其优势，比如动物会在食物充足的时节繁育后代，雄鹿会在秋季聚集争夺雌鹿，北极狐的毛色会在秋季变白便于它在雪地隐藏。

根据褪黑素假说，随着冬季夜晚变长，褪黑素分泌的持续时间相应增加，就像其引发许多动物的季节性行为一样，它也可能引发人的季节性情感障碍症状。

我与汤姆·韦尔一起对此展开了研究，但得到的结果并不完全一致。在其中一项研究中，我们让患者定时服用褪黑素，结果发现光照治疗改善患者情绪的效果被部分逆转了，这表明褪黑素的分泌可能确实与季节性情感障碍症状有关，但我们的其他几项研究并不支持这一结论。

10 比 14 研究发现

为了探索冬季长夜作用于人体的生物学原理，汤姆·韦尔发起了一项实验，他称之为"10 比 14 研究"。这项研究的对象是健康对照组，他们在一段时间内每晚在完全黑暗的环境中躺 10 个小时，在另一段时间内每晚躺 14 个小时。在两种情况下分别测量他们的睡眠和褪黑素水平。

这项研究的第一个有趣发现是，如果受试者在黑暗环境中待较长时间，他们就不会像正常情况下那样选择在一个固定的时间段睡觉。他们的睡眠时间会分成两段：第一段是刚进入黑暗环境的时候，第二段是黑暗环境快要结束的时候。在这两段睡眠时间之间，他们就只是躺在床上，并没有睡觉。但奇怪的是，他们并没有感到焦虑，也不认为自己患有失眠症，相反，他们反馈说自己睡着的时候十分放松，醒着的时候无比清醒。

韦尔这项研究的另一个重要发现在于，它表明人体的主时钟——位于下丘脑前侧的视交叉上核——并不像科学家们之前认为的那样只作为单一单元运作，而是像我们研究过的其他物种的生物钟一样，充当着两个调律器，一个跟踪黄昏，另一个跟踪黎明。

在韦尔的研究发表之后，历史学家罗杰·埃克奇（A. Roger Ekirch）对两段睡眠的问题进行了探究，他广泛查阅了在室内照明普及之前的各种历史文献。后来，埃克奇将他的研究结果发表在其著作《黑夜史》（*At Day's Close: Night in Times Past*）中。早在17世纪晚期之前，就有许多关于第一段睡眠和第二段睡眠的书面记载，而中间夹着一段清醒的时间，许多人称之为"守夜"。人们会在这段时间做各种各样的事情，包括愉快地聊天和做爱，当然也会做一些打发时间的琐事。

这种每晚两段睡眠，中间夹着一段清醒时间的模式，后来就消失了。其消失的时间大致就是室内人工照明普及之时。这表明，明亮的室内照明会将两个分隔开的睡眠阶段压缩到一个固定的时间段，也就是我们现在大多数人的睡眠模式。

参加韦尔实验的志愿者所描述的"无比清醒"的状态听起来很像人们在练习超觉冥想时所描述的那种拥有超觉意识的状态。

10 比 14 研究的重要发现：

- 受试者在黑暗中待 14 个小时，就会出现两段睡眠。
- 受试者反馈在两段睡眠之间感觉良好，意识非常清醒。
- 受试者在长时间的黑暗环境中睡着后，夜间褪黑素分泌的持续时间会增加。这通常只能在长时间的昏暗光线下才能检测得到。

10 比 14 研究对治疗季节性情感障碍有何启示？

韦尔之所以在最初的研究中选择 10 小时和 14 小时作为对照时长，是因为它们分别对应我们研究所所在的马里兰州贝塞斯达的夏季和冬季的黑夜时长。在一项后续研究中，我和韦尔对比了季节性情感障碍患者和健康对照组在夏季和冬季的睡眠和褪黑素水平。两组受试者此前均在自己家中生活，环境光正常，除了夏季和冬季的自然光，还包括他们日常室内的环境照明。

我们分别在夏季和冬季让受试者来到研究所，在持续黑暗的环境下定时对他们进行血液采样，测量他们的褪黑素水平。之所以要保持环境黑暗，是因为光对褪黑素有直接的抑制作用。因此，在黑暗环境下研究褪黑素的水平能揭示其分泌的潜在模式，而不受光线的干扰。

结果表明，相较于夏季，季节性情感障碍患者在冬季的夜间褪黑素分泌时间更长。

相比之下，以同样方式检测的健康对照组在夏季和冬季的夜间褪黑素分泌时长没有差异。

启示

- 这些发现与眼睛敏感度假说和褪黑素假说一致。
- 夏季白昼时间长，季节性情感障碍患者和健康对照组在同样的黑暗条件下褪黑素分泌时长相同。这一点不难理解，也就是夏季白昼的时长足以弥补患者眼睛的低敏感度缺陷。
- 尽管季节性情感障碍患者在进入黑暗环境之前都处于正常的室内照明环境下，但检测到他们在冬季的褪黑素分泌时长相比夏季有所增加，这可能说明季节性情感障碍患者对环境光不敏感。换句话说，患者虽然在冬季视力也正常，但他们对室内环境光不够敏感，因此无法像健康对照组那样从室内照明中获得像夏季日光一般的刺激。
- 季节性情感障碍患者在冬季出现的褪黑素分泌时长增加可能是引发其出现部分（或全部）症状的原因。
- 季节性情感障碍患者和健康对照组在夏季的褪黑素分泌模式没有任何差异，这与季节性情感障碍患者在夏季没有症状的表现一致。
- 夏季可以逆转季节性情感障碍患者的症状，但普通的室内照明却无法实现这一点。同理，夏季可以使患者夜间褪黑素的分泌模式正常化，而冬季靠普通人工照明弥补白昼短的不足却达不到这个效果。

- 前一个发现与季节性情感障碍患者对环境光不敏感的假设一致。因此患者在白昼较长的夏季（和通过光照治疗）可以解决其对环境光不敏感的问题，但在冬季靠普通室内照明则达不到这样的效果。

- 换句话说，眼睛敏感度假说和褪黑素假说可能是部分人患上季节性情感障碍的原因。

昼夜节律异常

这一理论最初是由阿尔弗雷德·路易提出的，他认为季节性情感障碍患者出现季节性症状是因为他们的昼夜节律被推迟了。根据这一理论推断，在早上进行光照治疗会更加有效，因为它可以将昼夜节律提前，从而将患者的昼夜节律恢复到正常状态。虽然光照治疗确实在早上更有效，但这一理论并不能解释为什么晚上进行光照治疗也有效，因为从理论上来说它可能会推迟昼夜节律。所以，早晨进行光照治疗比晚间进行光照治疗更有效，也可能仅仅是因为眼睛在一天中不同时间对光的敏感度不同。

大脑血清素传递异常

一项早期的研究发现，人类下丘脑的血清素浓度在冬天随着白天变短而下降，再随着白天变长而上升。我们团队在对季节性情感障碍患者进行了一系列对照研究后发现，注射刺激大脑血清素系统的药物会让患者行为反应异常，而光照治疗可以让他们的这些反应恢复正常。

应激反应系统异常

我们在一项季节性情感障碍患者与健康组的对照研究中发现，患者的应激反应系统反应迟缓，不过光照治疗可以让他们的反应恢复正常。这项研究表明，尽管季节性情感障碍患者无法本能地对压力做出足够的反应，但只要他们接受光照治疗，情况就会逆转。

基因异常

单核苷酸多态性（single nucleotide polymorphism，SNP）是人类最常见的遗传变异类型。每个 SNP 代表了单个 DNA 构建块或核苷酸的差异。要在一群人中寻找相关的遗传异常有一种常见的办法，就是将这群人的特定 SNP 与对照人群的 SNP 进行比较。

我们的研究小组利用这一策略对季节性情感障碍患者和对照组的特定 SNP 进行了对比，这种 SNP 主要负责控制百优解作用的神经元受体。我们发现这两组对象确实在这方面存在差异，这让我们很兴奋，但遗憾的是其他团队的研究结果与我们的并不一致。因此到目前为止，还没有发现确定能将季节性情感障碍患者与对照组区分开来的单核苷酸多态性。不过，随着技术的进一步发展，这些差异可能迟早都会被发现。

光对情绪的直接影响

自我们首次描述季节性情感障碍以来，许多基础研究人员都对光影响情绪的机制产生了强烈的兴趣。在一项前景不错的研究中，科学家们记录了进入眼睛的光对啮齿类动物大脑情绪中心的直接影响。

图 11-1 显示了光对啮齿类动物情绪和认知的直接影响和间接影响。

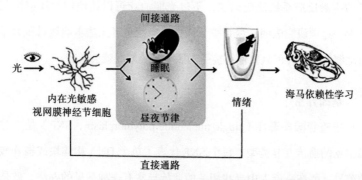

图 11-1 光对啮齿类动物情绪的影响

内在光敏感视神经节细胞（ipRGC）通过光间接影响啮齿类动物的睡眠和昼夜节律，直接影响啮齿类动物的情绪状态，并调节啮齿类动物的海马依赖性学习过程。

该图详细描述了光如何影响啮齿类动物的情绪。在图的左边，你可以看到进入眼睛的光作用于一种叫作内在光敏感视神经节细胞的特定神经元——一种最近被界定的视神经节细胞（RGC）亚群。这种特定神经元与经典的光感受器视杆细胞和视锥细胞有很大的不同。它们不依赖视杆细胞和视锥细胞来记录光，而是通过感光色素黑视素来实现内在的感光，因此被称为内在光敏感视神经节细胞。

内在光敏感视神经节细胞与外侧缰核边缘区连接，这个边缘区是位于大脑中丘脑的一个特殊核，它似乎可以调节光对情绪的影响，而不依赖于光对活动或昼夜节律的影响。这项研究结果来自几位研究人员的共同合作，包括目前就职于马里兰大学的神经科学家兼研究员塔拉·莱盖茨，以及国家心理健康研究所的迭戈·费尔南德斯和萨默·哈塔尔。

不过，光也可以通过其他方式来影响情绪，也就是间接通路（见图11-1）。具体来说，光可以影响昼夜节律和活动水平，而这些都可能会对情绪产生积极的影响。

从临床表现来看，大脑中心对光有直接且即时的反应也是合理的。还记得我那位汽车销售员患者吗？他只在光疗灯的照射下待了一个小时，沮丧情绪就消失了，我甚至感觉他的状态好到可以轻而易举地卖出一辆特斯拉！或许这就是内在光敏感视神经节细胞作用的结果，它们无须依靠视杆细胞和视锥细胞，直接通过感光色素视黑素来体现其内在的光敏性。

通过将参与这种直接作用的通路用图示表现出来，其背后的生物化学和神经解剖学原理得以展示，这为进一步研究季节性情感障碍和光照疗法的科学原理以及探索新的治疗方法提供了方向。

就像莱盖茨在我们交谈时所说的那样："光对大脑中负责情绪的区域有很强大的影响。"

总之，已经有大量的相关研究来阐明季节性情感障碍患者在生物学方面的异常。近年来，研究速度有所放缓，部分原因在于神经科学和遗传学的新技术发展还需要时间，我们需要借助这些技术以更精密的方式探测人类情绪控制和季节性反应的具体变化程度。尽管如此，我还是希望更多的研究人员和临床医生能走进这个领域。在过去的几十年里，我们已经有了很多有价值的发现，在未来的几十年里，我相信它会继续让我们受益。

我想对临床研究人员说：季节性情感障碍为我们提供了个体易感性与特定环境压力因素（特别是光线不足）之间相互作用的绝佳

模型。因此，我鼓励研究人员——无论是前辈还是后辈——都能积极涉足这个领域，扩展迄今为止的发现。这不仅会给患者带来福音，同时也会帮助我们进一步理解人的情绪变化以及饮食失调的现象。

我想对基础研究人员说：既然在诸多物种中都能发现季节性反应特征，那么季节性情感障碍的模型也一定存在。所以，我诚恳地建议大家继续寻找方法来建构临床研究和基础研究之间的桥梁，这将有益于两个领域的共同发展，而我们的患者更是这种合作的主要受益者。

12

光照疗法的其他益处

只需你眼眸邀杯，
我便与你深情共醉。

——本·琼森

我时常会在接受光照治疗时想起本·琼森的这句诗。那一刻我仿佛感觉自己正透过双眼沉醉于缺失已久的光线之中，那种瞬间而来的舒适感就好比一个在沙漠中口渴难耐的人终于喝上了第一口水。事实证明，这并不是个简单的类比。我们眼睛的视网膜上有光敏感受器，这些感受器会将信息直接发送到大脑中记录快乐。

　　我时常觉得，光就像水一样，总是因为太容易得到而被忽视，只有那些渴望光的人才懂得它真正的价值。

　　我们和地球上的大多数生物一样，长久以来都在光亮和黑暗的循环中生存进化。但讽刺的是，或许正因为光太过普通常见，所以医学界并未认真地将其视为一种治疗手段。在我经营临床试验机构的十年间，我开始明白经济力量是推动药物和其他治疗工具发展的必要条件。如果你拥有专利产品，或者掌握了某种使用专利设备的技术，那你就有利可图。如今，光疗设备大多已经进入公共领域，这当然是好事。但是，这个领域仍然缺乏专门的公共关系团队和营销团队，以及助其发展的资金。

　　我并不是在抱怨什么，只是在陈述事实。我在这里想要强调的是光照疗法益处多多。而且，我可以自信地说，如果光照疗法可以申请到专利，它将会是价值数十亿美元的产业。接下来我会介绍光照疗法在治疗季节性情感障碍之外的其他用途。

非季节性抑郁症

人们对光的抗抑郁功能往往存在误解，认为它只对季节性情感障碍患者有用。其实，光照疗法对许多其他类型的抑郁症患者同样有帮助，无论是单独使用还是与其他治疗方法相结合。联合药物治疗有时会产生恼人的副作用，但在其他医疗手段中融入光照治疗时通常不会引起相互干扰的问题。

继罗伯特·戈登及其同事 2005 年在《美国精神病学杂志》上发表了具有里程碑意义的综述分析之后，我们也得出结论，光照疗法是治疗非季节性抑郁症的有效方法。中国的一项综述分析了涉及 1 120 名参与者的 23 项随机对照试验，并根据统计结果得出结论，光照疗法"在减少非季节性抑郁症方面具有一定的治疗效果"。

英属哥伦比亚大学的精神病学教授雷蒙德·林（Raymond W. Lam）和同事进行了一项特别有趣的研究。他们比较了 122 名非季节性抑郁症患者分别使用不同治疗方法的效果，这些方法包括光照疗法、服用百优解、光照 + 百优解联合疗法，以及服用安慰剂。结果令人惊讶，使用光照疗法和联合疗法都比服用安慰剂的效果好，而单独服用百优解效果最差。

☼ 一项针对非季节性抑郁症的大型门诊研究结果表明，光照治疗的效果优于服用安慰剂，而单独服用百优解不如服用安慰剂。

看到这个结果时我震惊了，要知道这项研究是由多名优秀的精神病学研究人员精心设计并完成的。如果许多甚至是大多数精神科学家没有意识到光照疗法对治疗抑郁症的效果，我反而不会如此惊讶。

- 如果有治疗师（及其患者）想知道雷蒙德教授研究中使用的光照治疗的确切参数，我可以在此提供给大家：每天早上醒来后尽快在光疗灯（凯瑞克斯日光经典系列）下接受30分钟的光照治疗，时间最好在早上7~8点之间。
- 光照疗法对非季节性抑郁症的效果通常在开始治疗后2~4周才能看到，而对季节性情感障碍的效果更快（通常在开始治疗后的2~4天内）。记住这一点很重要，因为如果你的抑郁症碰巧是非季节性的，你就不会因为见效慢而轻易放弃光照疗法了。
- 对于那些对目前的治疗反应不太好的非季节性抑郁症患者来说，增加光照疗法可能会改善他们的状况。

老年抑郁症

治疗老年抑郁症特别具有挑战性，因为患者通常身体虚弱，已经在服用多种药物。使用光照治疗不需要再引入任何新的化学物质，而且副作用比较小，因此这种治疗方法的前景很有吸引力。而且，中国的一项综述分析研究表明，光照疗法明显比使用安慰剂或弱光等比较疗法更有效。

在荷兰的一项研究中，里斯尔特·列维斯及其同事对89名60岁及以上的非季节性重度抑郁症患者进行了对照研究，他们在患者晨间的光照治疗中分别使用明亮（7 000 勒克斯）的淡蓝色光和暗淡的红色光。三周后，接受明亮光照射的患者明显表现出更强的抗抑郁效果，而且他们醒得更早，夜间睡眠质量更高。这项研究以及前面提到的综述分析都表明，应该考虑在早晨使用明亮光来治疗老年人的非季节性抑郁症。

围产期抑郁症

另一个可能也希望采取非药物手段来治疗抑郁症的群体是围产期妇女。围产期指的是从妊娠满 28 周到产后一周的时期。巴塞尔大学名誉教授安娜·维尔茨-贾斯提斯及其同事对 27 名患有非季节性抑郁症的孕妇进行了一项为期 5 周的对照研究，孕妇在早晨一小时的光照治疗中分别使用了亮光和弱光。结果表明，无论使用哪种光线，光照疗法的效果都明显优于服用安慰剂。最近，科拉多·加尔巴扎及其同事发现，在使用光照治疗围产期抑郁症方面，亮光优于弱光。鉴于这两项研究的积极结果，以及光照治疗对胎儿的安全性、使用的便捷性及其对母亲较小的副作用，当然应该考虑使用光照疗法来治疗围产期妇女的季节性或非季节性抑郁症。

双相情感障碍

提到双相情感障碍，我们首先想到的可能是患者的狂躁症症状，如语速快、思维散乱、易怒和幻觉妄想等，却往往忽视这些患者同时还遭受着抑郁症状的折磨。由于传统的抗抑郁药物对治疗双相情感障碍一般没什么效果，所以美国西北大学精神病学副教授多萝茜·西特及其同事发表的研究结果特别受欢迎。研究人员对 46 名双相情感障碍患者进行了对照研究，结果表明，在服用抗抑郁药物的基础上，让患者在午间进行光照治疗，效果显著。在光线最强的午间进行光照治疗看似很矛盾，因为这个时间段对人们的昼夜节律影响最小。但是，如果我们能考虑到清晨和傍晚的光线会让躁郁症患者情绪不稳定，例如可能会诱发一些患者的躁狂症状，那么这个结论其实也就不难理解了。双相情感障碍患者在中午接受光照治疗会对他们产生直接的抗抑郁作用，但又不会扰乱其昼夜节律。

将光线作为时间线索

进入眼睛的光线可以通过三种不同的方式影响我们的情绪和行为：（1）直接影响大脑中对光敏感的情绪区域；（2）影响昼夜节律的时间和强度；（3）影响我们的睡眠和活动。

只要你想想我们的生活节奏——睡觉、醒来；运动、休息；吃饭、禁食——你自然就会明白，人类的大脑和身体有内在的时钟机制来调节这些日常活动。我们身体里的每个细胞都有一个类似生物钟的生化装置。此外，还有一个主时钟，即视交叉上核，它是大脑中负责调节身体所有细胞的部分。光线进入眼睛的时间和强度会影响视神经网络，从而改变我们的行为。一般来说，光线越亮，效果越强。此外，光的波长（颜色）也会影响对生物过程的作用强度。较短的波长（蓝色范围内）比较长的波长（红色范围内）效果更强。不过在不同的情况下，光对我们产生的生物影响和行为影响可好亦可坏。我们略举几例。

光线对睡眠和生物节律的不利影响

- 深夜的强光尤其是蓝光，会让你睡不着。
- 深夜的强光会打乱你的日常节奏，让你早上很难醒来，无法正常进行日常活动。
- 明亮的光线（尤其是夜间），容易让人情绪不稳定。
- 光可能会加剧或减轻你的时差反应。

光线对睡眠和生物节律的有益影响

- 避免强光（尤其是夜间的蓝光）可以让人更易入睡且睡得更踏实。你可以佩戴防蓝光护目镜，并在电脑和手机上使用蓝光过滤器。许多手机系统都内置了这个功能。
- 人们发现防蓝光护目镜对躁狂症患者有帮助，这或许是因为护目镜能帮助他们更早入睡，因为躁狂症发病的一个常见原因就是失眠。
- 难以在常规时间入睡和起床的人可能患有睡眠时相延迟综合

征（delayed sleep phase syndrome，DSPS）。其造成的影响程度因患者的工作方式和生活方式而异。舞台演员或厨师可能习惯在夜间活跃，因而感觉良好，而股票经纪人或学校老师则会因为生物节律和工作时间要求之间的不匹配而备受煎熬。无论如何，晚上保持黑暗和早晨使用光照治疗对睡眠时相延迟综合征患者都有益处。

● 适时暴露在光线和黑暗中有益于调整时差反应。我和同事丹·奥伦、沃尔特·赖克、汤姆·韦尔合著的《如何克服时差反应》（*How to Beat Jet Lag*）对此有详细的说明。一天中暴露在光线或黑暗中的时间与昼夜节律之间存在某种数学关系，即"时相反应曲线"。通过了解这条曲线，并知道自己向东或向西经过了几个时区，你就可以计算出自己何时需要暴露在光线或黑暗中，从而最大限度地减少时差反应。

当我再次回顾光给我们带来有益和不利的影响时，我依然惊叹光照疗法的力量。只不过长久以来，人们并没有意识到这一点，因而也没能充分发挥光照疗法的作用。我希望，随着这些信息不断进入一般知识领域，越来越多的人能看到这些事实并接受它们。如果有一天，人们不再是通过《危险边缘》这样的节目了解这些，而是说"我当然听说过季节性情感障碍。人人都知道"。那时，我们才真的成功了。

认知行为疗法

世间之事本无善恶之分，唯思想使然。

——威廉·莎士比亚，《哈姆雷特》

我已经在精神病学领域从业四十余年，所以，我可以自信地说，好的心理治疗方法确实存在。我亲眼见证过好的治疗方法如何有效解决患者遭遇的各种问题。但是，如果使用的治疗方法不当，患者很可能会在几个月甚至几年的治疗之后原地踏步，有时候他们的情况甚至会变得更糟。

对个人来说，你面临的挑战不仅是要找到一个优秀且合适的治疗师，还要在众多选择中确定哪种治疗方法最适合自己。寻找治疗师的话，你可以咨询值得信赖的医生或朋友。在他们推荐人选之后，记得多追问几个问题，比如："你为什么觉得这个治疗师适合我呢？"

在确定适合季节性情感障碍的治疗方法方面，推荐得最多的是一种创新的心理治疗方法——认知行为疗法（cognitive behavioral therapy，CBT），由已故心理学家亚伦·贝克（Aaron Beck）创立。这一疗法的确立也受到了许多前辈的影响，包括俄罗斯心理学家伊万·巴甫洛夫（Ivan Pavlov）、美国行为治疗心理学家伯尔赫斯·斯金纳（B. F. Skinner）及其研发的"斯金纳箱"、约瑟夫·沃尔普（Joseph Wolpe）和阿诺德·拉扎勒斯（Arnold Lazarus）。另一位重要的先驱是美国心理学家阿尔伯特·埃利斯（Albert Ellis），他强调理性意识的重要性，这与弗洛伊德学派对精神分析和无意识的关注形成了对比，后者在心理学研究领域占据主导地位多年。

　　与此前这些振奋人心的研究成果不同的是，贝克选择了一种更实用的方法，他将行为研究和认知研究领域的成就结合起来，创立了认知行为疗法。认知行为疗法跨越了无意识的界限，通过帮助患者检视并操控自己的想法，在治疗方面取得了惊人的效果。贝克常说："真正的疗效比你看到的还要多。"

治疗抑郁症的认知行为疗法

　　认知行为疗法有很多种，不同的认知行为疗法用于满足不同类型问题患者的特殊需求。在这一章中，我讨论的是用于治疗抑郁症的认知行为疗法。这种疗法似乎也特别适合治疗季节性情感障碍，因为我们非常了解什么会让患者感觉更好，什么会让患者感觉更糟。我们在分析一个人的日常生活和行为时，可能会对他采取一些干预措施。例如，督促患者不要总是躺在床上、盖着被子，因为这样他们就接触不到早晨明亮的光线。书中提到的其他建议也可以用起来。在治疗过程中，如果有人遇到困难，可以积极改变他们的消极态度，建议他们采取行动。不过，好的认知行为疗法不仅是停留在这种层面的实用建议上，还会有大量的研究作为支撑。

　　美国佛蒙特大学心理学教授凯利·罗韩在研究使用认知行为疗法治疗季节性情感障碍方面成就杰出。她开发了一个专门针对季节性情感障碍患者的认知行为治疗项目，并且连续实施了好几年。她的治疗项目主要是召集患者一起接受认知行为治疗，每次 90 分钟，每周两次，持续六周时间。治疗项目的内容是这样安排的：

1. 普及季节性情感障碍、抑郁症和认知行为治疗相关知识。

2. 组织各种活动让参与者在冬季活跃起来，并帮助他们培养一些兴趣爱好（这是行为部分）。

3. 在认知疗法方面，让患者以日记的形式记录自己时常会出现的负性自动思维（automatic negative thought, ANT），并挑战这些想法。例如，你可能在日记里写的是："我就是知道今天会是糟糕的一天。"然后你可以用一些问题来挑战这种想法，例如，"你为什么这么肯定今天会是糟糕的一天呢？"

罗韩和同事还利用这个项目对认知行为疗法和光照疗法的效果进行了比较，结果发现这两种疗法在逆转患者的抑郁症状方面同样有效。但是，当研究人员在接下来的两个冬季对这两组使用不同疗法的患者进行评估时，他们发现，使用认知行为疗法的群体出现复发性抑郁症状的人更少。

虽然我本人强烈推荐光照疗法，但罗韩的研究结果并没有让我感到意外。我自己的团队也对本研究所参与季节性情感障碍治疗的患者展开过一项大型调查，其结果与罗韩团队的研究结果一致。我们询问患者，整个治疗计划中哪些方面对他们的帮助最大。我原以为他们会说是光照疗法。然而，绝大多数人表示，了解自己的病情以及自己能做什么来改善病情才是最有用的。

治疗季节性情感障碍的认知行为疗法

从前面对罗韩项目的简短描述中你可以看到，认知行为疗法要将患者变成他们自己最好的治疗师，具体是这样操作的：

1. 记录每日想法。

2. 列一张你可能喜欢的冬季活动清单。要知道，对于那些感觉冬天很难熬的人来说，单单让他们想想冬天愿意干些什么都难为他们了。不过罗韩发现，真正调动他们来做这些事的时候，他们比自己预期的要更开心。这些可能会让人放松心情的活动包括：

- 定期与朋友共进午餐。
- 出去散散步，接触大自然。
- 做有氧运动、瑜伽或学练太极。

3. 学会质疑并挑战自己的认知扭曲（即负性自动思维），要想象自己是科学家在验证一个假设，或者是律师在盘问证人。

认知行为疗法的益处

如果你对这种强大的治疗方法感兴趣，并且想要尝试的话，你可以找到很多不错的、适合大众读者阅读的认知行为疗法相关书籍。它们提供了许多能够帮助抑郁症、焦虑症以及其他心理疾病患者的技巧，我就不在此一一罗列了。但我能总结几点，让你对认知行为疗法的益处有所知晓。

治疗抑郁症的认知行为疗法中有几个常见的字母缩写：A、B、C。

A 代表先行事件（antecedent event）：任何引发你抑郁症状的相关事件。

B 代表看法（belief）：你对 A 的看法。

C 代表后果（consequence）：你对 A 和 B 的情绪反应。

一个患有抑郁症的人，比如季节性情感障碍患者，在经历 A → B → C 的环节时可能比没有抑郁症状的人更加不安。

我们来通过例子看一下这个过程：

先行事件（A）：有人拒绝了你。

看法（B）：根本没有人会接受我。

后果（C）：想到这个我就郁闷难过。

认知行为疗法告诉我们，人的认知扭曲有各种不同的类型。上面这个例子属于"未卜先知型"（fortune telling）：发生了一件不愉快的事，结果你就得出结论——同样的坏事未来将会一直发生。你仿佛化身算命先生，透过水晶球看到未来的厄运。

认知行为疗法鼓励你去质疑这种假设或预测，基于自己过去的经验找出推翻它的证据，并提出直击要害的问题，如"我过去总是被别人拒绝吗？"你可能会发现这个问题的答案是："不，我回忆得起来，有很多次别人都没有拒绝我。"

当然，这时候你有可能会再次出现认知扭曲，告诉自己"尽管我并不是每次都被人拒绝，但是跟其他人相比，我遭到拒绝的次数更多"。这属于认知扭曲的另一种类型"过度概化型"（overgeneralization）。你会发现自己总是说，坏事永远都缠着你，或者好事从来都跟你不沾边。在你质疑这些想法的时候，你会发现自己身上确实也有过好事发生，或者你也曾避免过一些不幸。同样，如果你进一步挑战这些想法，你会有更多的收获。比如你会问，"你是怎么知道的呢？""你统计过其他人被拒绝的频率吗？"通过不断进行自我诘问的方式，你慢慢就能学会主动质疑并挑战自己惯有的负面思维。

还有一种认知扭曲是"非有即无型"（all-or-nothing thinking）。如果有一些不好的事情发生，你可能就会自动对形势做出最坏的评估。认知行为疗法会鼓励你问自己，这件事情是否也存在好的一面，或者，从实际行动的角度来看，你可以做些什么来改善这种局面。

认知行为疗法的研究者已经总结出了许多其他类型的认知扭曲。我们可以利用这些资源来训练自己质疑和挑战认知扭曲的习惯，让自己今后在认识自我和判断形势时更加乐观，也更加准确。

☼ 在治疗抑郁症方面，认知行为疗法的一个巨大成就，是即使没有数千个也有数百个对照研究的支撑，这是许多其他疗法所不具备的。这些研究表明，认知行为疗法对抑郁症、焦虑症以及许多其他心理疾病都有效果。也就是说，在你选择有效的治疗方法时，并不是简单地依靠专家的意见，而是基于大量的随机对照研究数据。

在结束认知行为疗法的内容之前，我想谈谈有关 A → B → C 这种情绪反应模式的另一个重要方面。人们对于某些事物通常都会有一些惯有的核心看法，但是这种核心看法在抑郁症患者的身上也会发生扭曲。莎士比亚在《哈姆雷特》中写道："当悲伤向你袭来时，它不是独自而来，而是成群结队而来。"如果说把前者看成是你某一次的负性自动思维，那后者就相当于你对事物一贯的核心看法。

假如你碰到了认识的人，但他们没有对你微笑，那你的自动思维可能会告诉你，"他们不喜欢我"，对于这种突发的负面看法你需要质疑。但是，如果你这种想法不断地出现，那可能说明，这就是你对自己的一种核心看法——没有人喜欢你，也永远不会有人喜欢你——你就是不讨人喜欢。如果你的核心看法扭曲，它就会像在后台运行的计算机程序一样，让你不断产生并一直强化你对自己的负性自动思维。在你接受认知行为治疗时，你质疑这些想法的技能会不断提升。慢慢地，你不仅能够将自己的突发负面看法逐个击破，还能让自己根深蒂固的消极看法彻底崩塌。最终，你就不再对自己抱有那么多负面的看法，也就不再那么悲观，开始变得乐观起来。

家庭训练的重要性

如果你想从认知行为疗法中收获最好的效果，那还需要做些"功课"。治疗师可能会给你布置一些家庭训练任务，有时还会给你一本练习册，让你时刻对自己的认知扭曲和不适应行为保持警惕。通常这些家庭训练都是针对某个具体方面的练习，治疗师会在下一个疗程中检查这些功课，确保你巩固基础知识并训练新方法。网上也有很多这样的练习手册，可以帮助你提高认知能力，克服消极思维，改善你对自己和世界的看法。你可以自己找找看。

14

负离子的正向作用

那晚，沙漠风席卷而至。那是从山隘吹来的圣塔安娜风，干燥又闷热。你的头发被吹得打卷，你心烦意乱，浑身发痒。在这样的晚上，不管什么聚会都会以打闹收场。

——雷蒙德·钱德勒

圣塔安娜风定期从南加州的山区吹向海岸，速度快、危害大，又热又干燥，大家普遍认为这种风会影响人的情绪和行为。雷蒙德·钱德勒的这几句话用优雅的方式描述了圣塔安娜风的负面影响。这一切都归因于这些从山上刮下来的干热空气中含有过量的正离子。

空气离子是带电粒子，当空气中的分子或原子获得足够的能量时，它们要么获得额外的电子变成负离子，要么失去原有的电子变成正离子。

南加州的圣塔安娜风、落基山脉的奇努克风和西欧的焚风都是干燥的热风，携带大量的正离子，它们会对人的情绪和行为造成负面影响。相反，像瀑布和海浪这类的湍急水流，往往会产生大量负离子，它们会令人心情舒畅。

早在几十年前，市面上就出现了可以释放负离子的"负离子机"或"负离子生成器"等设备。尽管也有不少人评价说这些负离子机有很多好处，但这些终究只是传言而已。不过近年来，情况开始发生变化，这在很大程度上要归功于迈克尔·特尔曼和苏娟·特尔曼的研究工作。

这一研究领域如今发展到这一步，其实可以追溯到使用光照疗法治疗季节性情感障碍的首次测试。当时，包括我在内的研究人员都不知道如何才能对像光照治疗这样的疗法进行双盲对照研究，因为使用这种治疗方法患者必然能看见。我们甚至连一个看似合理的对照治疗方法都找不到。我们尝试过各种对照治疗方法，包括使用弱光或色光，以及在一天中不同时间段进行的光照治疗，但我们始终都逃不过一个关键问题，那就是这些不同治疗方法的合理性可能原本就不同。

后来，拉什大学医学中心精神病学教授查曼·伊斯曼提出了一种最理想的对照治疗方法：使用负离子机（负离子生成器）。伊斯曼提出的这种方法妙就妙在，它的假设比较合理：当人们所处的环境中负离子浓度较高时，比如在瀑布旁、在奔腾的海浪边，他们会感觉良好。我们把负离子机的这种效果告诉了受试组，以平衡他们对光照疗法的积极期望。

伊斯曼想知道，如果负离子真的会从生物学角度对人的情绪产生积极影响，那会发生什么？毕竟，负离子机已经存在了很长一段时间，尽管对其治疗效果的说法尚无定论，但它们确实可能有正向作用。只不过如果这种正向作用是生物学方面的，那这个对照治疗研究就不成功，因为对照治疗应该是无生物活性的。于是，为了避免她在研究中使用的负离子机无意中被激活，伊斯曼使用了灭活的负离子机作为晨间光照治疗的对照治疗组。她研究中的第二个对照组是在晚上进行光照治疗。最后，伊斯曼和同事们得出结论，早晨的光照治疗效果优于晚上，也优于灭活的负离子机的效果。

迈克尔·特尔曼和苏娟·特尔曼对使用有生物活性的负离子机治疗季节性情感障碍的想法很感兴趣，于是决定对此展开研究。在一项研究中，他们对比了25名患者在使用低浓度负离子机和高浓度负离子机后的效果，结果显示，使用高浓度负离子机的患者反应更好，他们于是得出结论："这种方法或许可以作为光照治疗和药物治疗的有效替代或补充。"

在随后的两项对照研究中，特尔曼夫妇得到了同样的结果，高浓度负离子对治疗季节性情感障碍有效。他们发现，高浓度负离子机的效果可以与另外两种积极疗法——早晨的光照疗法和黎明模拟疗法的效果相媲美。但是，低浓度负离子机的疗效则不如其他治疗干预措施。由于受试者无法区分低浓度负离子机和高浓度负离子机，因此低浓度负离子机很适合用来进行对照研究：既无生物活性，使用时又与有活性的高浓度负离子机难以区分。

☼ 越来越多的证据表明，高浓度的负离子可以有效改善季节性情感障碍患者的抑郁症状。

虽然特尔曼夫妇的研究已经不止一次地证实了他们的研究结果，足以让我们乐观地认为，高浓度的负离子能有效治疗季节性情感障碍，但如果还有其他研究团队得出相同的结论，那就更好了。

弗吉尼亚州罗亚诺克霍林斯大学教授兰德尔·弗洛里及其同事也进行了一项类似的研究，尽管其研究数据表明了相同的趋势，但其结果并不完全与特尔曼夫妇的研究一致。不过，这并不妨碍我对这种新方法前景的期待。当然，还需要更多的研究团队进一步对此治疗方法进行验证。

高浓度负离子机的使用建议

首先，你需要选择一个合适的设备。我建议使用 Wein Vortex VI - 3500 室内离子空气净化器（见图 14-1），你可以从环境疗法中心的官网购买，它符合特尔曼研究中使用的高浓度负离子机的标准。

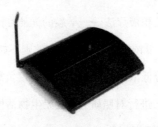

图 14-1　Wein Vortex VI−3500 室内离子空气净化器

这款负离子机有几个其他产品不具备的明显优势，它能释放出更高浓度的负离子；它没有其他负离子机令人不适的副作用，即释放臭氧。臭氧不仅气味难闻，还会刺激喉咙。这款负离子机的独特设计避免了这种副作用，在正常的使用距离内是检测不到它释放臭氧的。

使用说明：

1. 坐在距离负离子机约 3 英尺（约 91 厘米）远的地方。

2. 建议每天使用负离子机 30 分钟，并最好在早晨使用。

3. 不要同时使用负离子机和光疗灯，因为光疗灯会像导体一样，把负离子从你身上吸走。最好在使用负离子机时拔掉光疗灯的插头。

4. 如果你想评估光照疗法和负离子疗法结合的效果，最好在一天中的不同时间段分别进行这两种治疗。

5.根据特尔曼教授的建议，只要在使用负离子机时不同时使用光疗灯，这种疗法是可以有效地与药物疗法和光照疗法结合发挥作用的。不过要注意，这还只是临床的印象，在广泛推荐这些不同治疗方法的组合之前，还需要进行适当的研究。

不过，通过了解具体案例也会对我们有所启发。珍妮很早就患上了季节性情感障碍，这么多年她一直都是咨询我进行治疗。虽然珍妮发现光照治疗对她有效，但仅靠光照治疗还是不够，很多其他的治疗方法她又不能接受。珍妮本人热爱大自然，所以在我向她推荐了负离子疗法之后，她很快就接受了，于是成为我第一批使用负离子机的患者。她是这样描述负离子机的效果的："我喜欢负离子机，因为它让我仿佛置身大自然。开启负离子机之后，我仿佛感受到了海拔 8000 英尺（约 2438.4 米）的约塞米蒂国家公园的清新空气。"

尽管珍妮最初在使用负离子机时遵照要求拔掉了光疗灯的插头，但是后来她也尝试了同时使用负离子机和光疗灯，她说这对她很有效。当然，为了表示对特尔曼建议的尊重，她特别补充道："但我是坐在负离子机和光疗灯中间的，这样负离子就不会被灯光吸走，而是到我身上来。"

负离子疗法的预期效果

1.患者的症状通常会在几天内得到改善，持续使用三周后效果会逐渐增强。

2. 副作用似乎很小，尽管少数人反映说，如果接受过多的负离子，他们会变得"兴奋"，就像接受过度光照治疗时出现的轻躁狂一样。

3. 与光照治疗一样，停止使用后可能会出现症状复发的情况。

4. 确保负离子机远离儿童和宠物。如果你在设备开启的时候触摸它，你可能会感受到静电的严重电击，虽然不算危险，但总是会让人不舒服。

总之，负离子机在缓解冬季的抑郁症状方面又提供了一种既高效又低风险的办法，同时还为治疗季节性情感障碍提供了一种可行的办法，或许也可以治疗冬季忧郁症。目前已经有一项小型的对照研究提供了初步证据，表明这种疗法也可能为治疗其他形式的抑郁症带来希望。

15

饮食与体重管理

人吃什么就会成为什么。

——路德维希·费尔巴哈

季节性情感障碍有一些最不易被人察觉却最容易令人不安的症状。其中之一就是，冬季体重增加带来的焦虑。一般来说，患者在冬季没有精力去做任何事情，哪怕只是一些简单的琐事在他们看来都会变得异常费劲。这时一些"慰藉食物"就能为患者带来片刻的安抚。再加上冬天穿的衣服都相对宽松，所以很容易隐藏那些像魔法一样悄然增长的肉肉，但其实患者并非对此一无所知，于是他们害怕春天到来，因为那时想藏也藏不住了。

通常，季节性情感障碍患者会想吃甜食和淀粉类食物。为了弄清楚为什么富含碳水化合物的食物对季节性情感障碍患者特别有吸引力，我和团队成员在国家心理健康研究所进行了一项研究。我们通过为患者组及对照组提供不同的食物来观察他们的反应。他们第一天吃的是富含碳水化合物的食物（饼干），第二天吃的是富含蛋白质的食物（火鸡沙拉）。季节性情感障碍患者组的反应与对照组的反应有所不同。吃完饼干后，患者组反馈自己变得精力充沛，而对照组却没什么特别的感觉。于是我们推测，富含碳水化合物的食物能激发患者的活力，或许这也是他们偏爱这类食物的原因。到了冬季他们总是在寻找任何可以给他们带来能量的东西，让他们能动起来，而不是懒散无力。

然而，富含碳水化合物的食物并不是可靠的能量来源。这种能量持续的时间相当有限，要不了多久患者就会重新回到疲惫的状态，于是又想吃更多的甜食和淀粉类食物。当然，这种模式也不是季节性情感障碍患者所独有的。许多努力保持正常体重的人也会馋富含碳水化合物的食物，因为这些食物能给他们带来暂时的满足感，但随着满足感消失，他们又开始想吃，结果便导致暴饮暴食。这种溜溜球进食模式背后的生化机制是血液中的血糖水平一直升升降降、循环往复。简单来说就是：

　　渴望碳水食物 → 暴食碳水食物 → 血糖升高 → 胰岛素分泌增加 → 血糖下降 → 更渴望碳水食物

　　如此反复，变成一种恶性循环。

　　我们还不能确切知道为什么这个问题一直困扰着患者，但我们推测大脑神经递质血清素是最主要的原因。

　　麻省理工学院教授约翰·弗恩斯特罗姆和理查德·沃特曼通过研究发现，富含碳水化合物的食物可以通过以下机制促进大脑血清素的合成：

　　吃碳水食物 → 色氨酸（一种氨基酸，是血清素的组成部分）从血浆进入大脑 → 增加大脑中血清素的合成

　　已经有多种研究证据表明，季节性情感障碍患者大脑中的血清素在冬季传输不足。患者很可能在不知情的情况下，自己发现了一种现成但持续效果不长的办法来提高大脑血清素水平：吃糖和淀粉类食物。

　　有数据表明，光照疗法可以抑制季节性情感障碍患者对碳水食物

的渴望。你可能还记得之前我们曾提到过，如果患者出现这种反应则代表光照疗法对他们的效果良好。然而，光照疗法虽然有用，但仅靠这种办法通常不足以帮助患者减肥并控制体重。在本章中，我会介绍一些其他的策略，帮助患者有效抑制对碳水食物的渴望，从而帮助其控制体重，或者至少使患者在冬季的体重增加控制在最小范围内。

克服碳水食物上瘾

首先我得坦白：我自己就对碳水食物上瘾。不过，我说这话时并不感到羞耻。这只不过是个意外的生理需要，而且这些年来，我发现很多人都和我一样。以往我在情绪低落时，也会被那些推销高糖食品和饮料的销售人员洗脑，他们底气十足地指责那些高脂肪食品危害健康，只有他们的高糖食品才是有益的卡路里来源。含糖食品对我来说也是无法抗拒的，我想起那时还总忍不住晚上要去尝几口冰柜里的冷冻酸奶，就是那些号称低脂高糖的酸奶。尝几口？骗谁呢？等我想放回去时，我发现酸奶已经被我刮得见底了，只见盒子的白底在厨房的强光下闪闪发光。套用"12步康复计划"①的话，我对糖没有任何抵抗力，我的饮食变得难以控制。

其实解决办法很简单，就是不再吃高糖食物，我当时就是这么

---

① 12步康复计划（twelve-step programs）最初由美国嗜酒者互诫协会推出并使用，是一个包含12个步骤的计划，旨在帮助其成员克服酒瘾，如今也被应用于克服其他类型的成瘾习惯。——译者注

做的。结果，我夜间吃甜食的欲望几乎奇迹般地消失了。这是我控制体重的第一步。不过在我推荐饮食方面的改变之前，我建议你从一个简单的步骤开始：测量自己的体重。

测量体重

这听上去很简单，做起来却没那么容易。尽管有些人可以轻轻松松地踩上浴室的电子秤，但对另一些人来说，这可能会令他们痛苦不堪，所以甚至有人提出异议：到底应不应该要求患者测量体重！

☼ 如果你饮食失调，可以跳过这一步。

人们之所以对测量体重感到有压力，是因为他们根本不想知道答案。但是，如果你真的想有效控制自己的体重，最好还是定期测量并跟踪。这是实现身体和行为改变的基本原则。这就好比，你可能需要一个 GPS 导航系统来引导你如何到达目的地，那么在你想改变自己的身体状况或行为习惯时，你最好能记录数据并定期进行测量。

如果你接受这个原则，认可定期测量体重的必要性，那接下来的问题就是你应该多久测量一次。我们可以考虑两种可行的办法：

- 每日体重测量
- 间隔稍久的体重测量

每日体重测量

即便对我们这些不那么害怕测量体重的人来说，每天去卫生间称体重也不那么愉快，更不要说有时我们还知道自己偏离了正常的饮食习惯。然而，一旦你有了一定的控制能力，测量体重这件事就会变得容易很多。俗话说得好，忍一忍就过去了。我建议你培养自己的好奇心，这样你就能很好地坚持这个好习惯。如果你不再因体重变化而苛责自己，而是对它的变化保持好奇心，那你在执行体重管理计划时可能就会感觉舒服一些。

定期测量体重是个好习惯，它能让你更容易过上健康的生活。此外，如果你想科学地研究自己的饮食习惯，这也是个好的开始，或者，我敢说，这就好比一次海上冒险！只不过，你不再像个无助的水手那样迷失在大风大浪里，任由饥饿随意摆布，如今你已经化身为船长，能够坚定地选择自己的航线，为了这个方向认真调整自己的每一餐（或至少每天的饮食）。

每日测量体重时最好确保在同一时间、穿同样的衣服。一般早上起床就测量是最好的，因为这样你一整天都会记住这个数字，时不时提醒自己要控制体重。

间隔稍久的体重测量

如果你有体重焦虑，那么每天测量体重可能会给你带来太大的压力。但无论如何，你最好还是养成定期测量体重的习惯。例如，你可以在每周六或周日测一次体重，这样可能比较好接受。同样，测量体重时最好确保在同一时间、相同的环境下，比如，在浴室穿着相同类型的衣服来测量。在固定时间测量体重会让你慢慢形成一种习惯，让各项参数保持一致也能让你更好地管理自己的体重。

记录自己的体重

我有些朋友是饮食方面的行家，他们就曾建议我要记录下自己的体重。我当时还与他们争辩："我还记得自己昨天的体重，为什么一定要写下来呢？"

他们回我："你照做就是了，总有一天你会看到它的用处。"

你可能也料到了，他们说的没错。如果你把自己的体重记录在日记本（或至少记事本）上，而不是随便一张什么纸上，你就会看到一个连续的记录，并且能够据此推断出是什么导致了你的体重增加或减少，以及坚持一段时间后你取得了多大的进步。在每一个体重记录下面都留下足够的空间，这样当你发现体重增加或减少时，你就可以记下可能的原因，比如去了高档餐厅用餐或头脑一热去了快餐店暴食。

我并不鼓励记下每天的饮食，因为那样做太费劲了，很难坚持，更不用说，记的东西越杂乱越难以分析和解读。

少吃糖类和高影响碳水食物

在过去大家推崇"食物金字塔"的时代，碳水食物是作为金字塔基底的，所需摄入的量最大，减少碳水食物无疑属于反常了。如今，低碳水已经成为主流的饮食方式，例如生酮饮食和其他强调限制碳水化合物摄取的饮食方式。不过，这种需要每天详细记录的饮食方式太过严格和僵化，我和我的患者从中都受益不多。我倒是发现了以下这些有效的方法。

区分有益碳水和有害碳水

尽可能避免纯糖食物。蛋糕、饼干、糖果和含糖苏打水首当其冲，还有土豆、意大利面和白米饭这类高影响碳水食物。这些碳水食物之所以"有害"或者说有"高影响"，主要是因为它们很容易被消化并吸收到血液中，从而快速提高血糖水平。用来描述某种食物迅速提高血糖水平程度的专业术语是"升糖指数"。高影响碳水食物的升糖指数都很高。

☼ 如果你已经决定坚持好的饮食习惯，最简单粗暴的方式就是，不再让这类食物出现在你面前。

对于人造甜味剂，人们的反应各不相同。有些人发现它会增强你对糖的欲望，结果反而摄入更多的糖，而另一些人似乎觉得人造甜味

剂能在某种程度上缓解对糖的欲望。在你科学调整自己的饮食时，你得判断自己对这些甜味剂的反应如何。如果你想增加咖啡的甜味，但又发现甜味剂只会让你想加更多的糖，那就可以考虑改加肉桂，这是一种由树皮制成的香料，味道甜甜的，但不含卡路里。顺便提一句，很多人都说锡兰肉桂（而不是西贡肉桂）对健康有益，也有些人（包括我自己）更多只是因为喜欢它的味道。

寻找健康的碳水食物

许多人认为"地中海饮食"是一种最健康的饮食方式，它借鉴了居住在地中海附近的人们的饮食习惯。主要是健康的碳水食物，包括豆类（如青豆、豌豆和扁豆）、粗粮、水果和蔬菜。一般来说，这些食物的升糖指数比前面提到的食物要低。

地中海饮食还包括鱼、奶酪和酸奶。烹饪中主要使用橄榄油，还会包含适量葡萄酒。有观察性的研究表明，这种饮食习惯会让人长寿。如果你的饮食中只包含少量的精制碳水食物，同时搭配均衡的健康碳水食物和蛋白质，就像地中海饮食结构那样，那你不仅能享用多样化的美食，还能减少对更多食物的渴望。

至于你的饮食中应该包含多少碳水食物（即使是健康碳水也应有度），保证既不会让你吃不够又不会增加体重，这是因人而异的。你需要找到最适合自己的比例。尽管水果和蔬菜也是健康地中海饮食的一部分，但它们也含有大量的碳水，升糖指数相对较高。所以，如果你想制订适合的饮食计划，最好先了解一下各种水果和蔬菜的升糖指数。

燕麦片是我试过的一种效果还不错的粗粮。它的优点是碳水化合物表面有纤维层包裹，这样吸收起来会更慢。其次是燕麦碎。食用燕麦片时你可以一次性多煮一些，然后分开装好，这样你就可以当早餐吃上好几顿了。我和我的患者都喜欢在煮熟的燕麦里加点低脂牛奶、肉桂和核桃片。

零食方面，我推荐部分脱脂的马苏里拉奶酪条，还有方便食用的绿色蔬菜，比如黄瓜条、青豆和生菜叶。独立包装成小份的杏仁或其他坚果也不错。你能看出，这些零食也符合地中海饮食的结构。

我们的生活追求应该是，既在食物中汲取营养，又在食物中获得快乐，二者缺一不可。所以，如果你的饮食不仅健康而且美味，那就是最大的成功。

- 成功饮食的关键在于，你在用餐和想吃零食时，手边就有对的（且美味的）食物。如果你知道自己要工作一整天，到晚餐时就会饥肠辘辘，那你可能需要提前为自己和家人准备好合适的食物。这会提高你的饮食质量和幸福感。
- 如何安排你的饮食取决于你的生活方式和预算。你可以提前准备好食物，放在冰箱里冷藏或冷冻。现在许多公司都会提供各种烹饪程度的健康食品，这可以最大限度地减少烹饪时间，让你不至于在饿得发慌的时候只能去吃一些忌口食品。

限时进食和间歇性禁食

研究表明，如果一段时间不进食，例如超过 12 小时，体内的新陈代谢会发生一些有益身体健康的变化。在这 12 小时期间，身体的能量主要来源于肝脏中糖原的分解。过了 12 小时，身体的能量就主要依靠脂肪的分解，同时还会产生一种叫作酮体的化学物质。有证据表明，一定程度的禁食可以帮助调整动物（也可能包括人类）体内的新陈代谢，对控制体重和延缓衰老可能都有一定的帮助。

不过也有人对此提出怀疑，他们指出，如果你长时间不进食，那么你摄入的卡路里很可能就会减少，自然就有利于控制体重，并不需要靠什么复杂的代谢功能来解释。我关注了一下这个问题的最新研究，目前还没有明确的解释说明人在限定时间内（比如 8 ~ 10 小时）完成当天的进食可以帮助控制体重。虽然我并不打算从事这个复杂领域的研究，但我想提醒大家留意相关研究，它肯定还会继续发展，将来很可能具有临床意义。

如果你像我一样只想尝试温和的日常禁食方式，可以考虑限时进食，例如，晚饭之后就不再吃东西，等到第二天上午 11 点或中午再开始进食。这样，你每天吃东西的时间就可以压缩到 8 小时左右。不妨尝试一两个星期，说不定会很有趣。

☼ 如果你患有糖尿病或其他代谢疾病，在进行任何形式的间歇性禁食之前，请先咨询医生。

- 没有哪种饮食方式是适合所有人的，你需要找到适合自己的。

- 季节性情感障碍患者会经常想吃富含碳水化合物的食物，因为这会让他们感到有活力，但很快他们又会变得无精打采，干什么都提不起精神来。

- 光照治疗可以帮助患者抑制他们的这种食欲，防止他们因情绪低落暴饮暴食导致体重增加。然而，仅靠光照治疗还不够，必要时需采取上述的其他措施来有效管理体重。

- 要有科学家那样的探索精神，试图去了解自己身体的运转方式。时刻保持好奇心，它会让你不断发现身体的奥秘，说不定还能收获振奋人心的结果。

- 想要找到最适合自己的饮食方式，你可以每天测量体重，评估各种饮食方式对自己的影响。

- 不要一下子把自己的饮食方式全换掉。不妨一次改变一个变量来了解哪种方式最适合自己，例如可以先戒糖。如果你一次改变太多，反而很难得出有用的结论。

- 成功的饮食方式在给你带来健康的同时还能给你带来快乐。

- 永远不要让自己挨饿。一旦饿过头了，你可能就会乱吃东西，而不再考虑它是否符合自己的饮食规划。

- 不要将忌口食品放在伸手可及的地方。何为忌口食品？可能对每个人来说答案都不一样。冰激凌？奥利奥？只有你自己最清楚。对那些东西你完全没有抵抗力，一旦开吃就会停不下来。

- 调整饮食和管理体重是帮助你在一年四季保持健康状态的重要方面。

- 晚餐之后不要再进食，甚至可能还要推迟早餐的时间，这样就可以减少每天摄入的卡路里，避免你在冬天出现体重激增（甚至可能骤减）的情况。

16

锻炼、睡眠与冥想

住进光线充足的房间。

避免食用油腻的食物。

饮酒要适度。

经常按摩、洗澡、锻炼、做体操。

睡不着时，在摇椅上晃一晃，听听流水的声音。

时不时换个环境，出门旅行。

避免可怕的想法。

愉快地交谈、娱乐、听音乐。

——凯尔苏斯

我们每天反复做的事情造就了我们。

因而卓越不是一时的行为，而是一贯的行为。

——亚里士多德

锻炼

越来越多的研究数据表明锻炼有益于身心健康，其中人们广泛认可的锻炼益处包括：

- 有助于预防心脏病发作和中风

- 有助于降低血压

- 有助于预防和控制成年型糖尿病

- 有助于预防肥胖症（由饮食引起的），从而减少与肥胖相关的疾病，其中包括几种癌症

- 预防钙流失和骨质疏松

- 有助于预防衰老引起的肌肉流失

- 有助于提高自尊心

- 有助于预防神经系统疾病，包括帕金森综合征和阿尔茨海默病

我对最后两个益处特别惊讶也特别感兴趣，因为它们是关于改善大脑状况的，这是迄今为止通过多种干预都难以实现的。例如，虽然有些药物可以减轻帕金森综合征的某些症状，但还没有发现哪种药物可以改变这种疾病的病程。唯一被证明能延缓病情的方法就是锻炼！

拳击运动在帕金森综合征患者中就特别受欢迎（而且可能还有效），其他形式的运动也有帮助。

阿尔茨海默病也差不多。到目前为止，所有被批准用于治疗该疾病的药物最多只能带来边际效益，也没有证据表明其能减缓该疾病的进程。然而，最近发表在《美国医学会神经病学杂志》（*JAMA Neurology*）上的英国一项为期 7 年的研究显示，每天行走的步数与降低阿尔茨海默病的发病率之间存在联系。研究人员发现，每天走大约 9 800 步就能最大限度地降低患阿尔茨海默病的风险。即使运动量减少，例如每天只走 3 800 步，也能显著降低患阿尔茨海默病的风险。通过进一步分析，他们发现行走的步数越多，效果越好。

当然我们必须承认，这些都只是相关性而已，就像那句老话说的，相关性并不等于因果性。要确定因果关系需要靠对照研究。尽管如此，显著的相关性并不排除存在一定的因果关系。要知道在抵御这种可怕的疾病时，我们至少自己还可以去锻炼，这是令人欣慰的。更何况，锻炼还会带来诸多其他的益处，所以这也算是意外的收获了。

锻炼与抑郁症

比利时鲁汶大学的研究人员扬·克纳彭及其同事对四项有关锻炼对典型抑郁症潜在益处的整合研究进行了回顾性分析，他们发现对于轻度至中度抑郁症，锻炼的效果与抗抑郁药物和心理治疗的效果相当。对于重度抑郁症，锻炼似乎可以作为传统疗法的一种有效补充。尽管目前还没有调查锻炼对季节性情感障碍益处的研究发表，但临床经验已经一次又一次地证明了它的价值。

将锻炼与光照疗法和其他疗法相结合是治疗季节性情感障碍的有效方法。安娜·维尔茨－贾斯提斯及其同事在一项研究中发现，每天在户外快走 30 分钟具有抗抑郁作用。以下是一些散步建议：

- 在户外散步时，不要用帽子、围巾或其他衣物完全遮蔽身体。别忘了，天空是光线的来源。即使在阴天，时不时抬头看看天空也会带来意想不到的效果。
- 如果冬天无法在室外散步，你可以尝试在室内的光疗灯旁进行锻炼。如果你想在室内设置一个明亮的锻炼区域，可以查看第 9 章中提到的建议，找到最适合你的室内空间的光疗设备。
- 间歇性的高强度锻炼特别有益。我最喜欢的间歇性锻炼方式是快步上下山坡，当然，还有很多其他的锻炼方式。例如，有些人会先快跑或快走两分钟，再慢走，然后重复进行。

你或许还记得，我有一位患者每年夏天都来找我，向我咨询新的方法。我建议他在户外做有氧运动，时不时抬头望向天空，这成了他"这一年的制胜妙招"，让他在整个冬天保持了良好的状态。

当然，其他的锻炼方式也可以有同样好的效果，特别是那些能够让你接触到自然光的锻炼（比如骑自行车和滑雪）。记得选择一种你喜欢的锻炼方式，因为这样你才有可能经常练习。我也会分享更多有关冬季户外运动的建议。

☼ 大量证据表明，锻炼可以很好地缓解抑郁。

睡眠

大多数季节性情感障碍患者说他们在冬季的睡眠时间比夏季长。这一结果已经通过脑电图监测得到了证实。以我们最初的一批患者为例，我们发现他们在冬季的睡眠总时长比夏季平均增加17%。但是，患者在冬季需要更长的时间才能入睡。此外，与夏季相比，他们在冬季的深度睡眠时间减少了近50%。他们还反馈，冬季夜间醒来的次数更多，白天感觉更不精神。

光照治疗有助于患者恢复正常的睡眠，让他们晚上的睡眠时间不被拉得过长，但早上醒来时却更加有精神。睡眠少反而精力更好，这听上去似乎有些矛盾，因为通常我们解决白天困倦的方法就是多睡。然而，季节性情感障碍患者的睡眠模式是不太正常的，他们会更频繁地醒来，慢波（深度）睡眠会更少。本书介绍的所有成功治疗季节性情感障碍的方法似乎都可以用来解决患者的睡眠问题。

下面的一些具体做法可能会让你在冬季睡个好觉。这些方法既适用于患者，也适用于其他人。

1. 保持规律的作息时间

这样你就能充分利用自己的昼夜节律。昼夜节律由生物钟和大脑主时钟共同控制，生物钟以化学编码的形式存在于我们身体的每个细胞中，而大脑主时钟指的是位于下丘脑前侧的视交叉上核。这些节律能调节并强化你的日常行为和其他身体功能的波动，包括睡眠觉醒周期。这就是轮班工作者经常出现睡眠困难的原因之一。他们的睡眠和醒来时间在不断变换，扰乱了他们的生物节律，让他们的身体和精神都很难适应。

2. 注意不要太晚喝咖啡或其他含咖啡因的饮品

很多人习惯把下午2点作为节点，过了这个点就不再喝这些饮品了，但是每个人对咖啡因的耐受程度是不同的。例如，老年人可能需要更长的时间来代谢咖啡因，所以如果早点停掉会有利于他们的睡眠。

3. 睡前不要吃太多或喝太多

吃太多会导致消化不良或不适，从而影响睡眠质量；喝太多会导致起夜，也让你睡不好。

4. 睡前避免饮酒

虽然睡前小酌一杯感觉不错，因为它能帮助你入睡，但一旦酒意消退了，你就会出现反弹性清醒。

5. 保持卧室凉爽

也许是受我们祖先穴居的影响，我们理想的卧室应该像洞穴那样：凉爽、黑暗又安静（当然最好没有蝙蝠）。理想的卧室温度为20~21℃，不过这个舒适的温度区间因人而异。如果你睡眠不好，可以试试不同的室温。

6. 睡前洗个热水澡

这会让你放松下来，帮助你的体温下降，让你更快入睡。

7. 让自己入睡和睡眠的时间更充裕些

换句话说，不要想着让自己头一碰到枕头就能睡着，这样会有压力。你可能会因此担心自己睡眠不够。尽量在睡觉前进入一种平静的精神状态，包括不要在深夜收发电子邮件或进行有争议的讨论（如争论或激烈的辩论）。

8. 尽量避免睡前接触明亮的光线

明亮的光线会对你产生刺激，让你无法睡个好觉。如果你在晚上9点之后还需要待在明亮的环境中，可以考虑戴上防蓝光的护目镜。如果你需要在夜间起床，可以在床边备一个红光的手电筒，因为红光有助于褪黑素——一种松果体在夜间释放的舒缓激素——的分泌。同样，你还可以在浴室里放一盏红色的夜灯，也会有助于睡眠。这两种灯都很容易在网上买到。

9. 虽然运动能促进睡眠，但睡前两到三个小时最好不要运动

睡前做剧烈运动容易导致大脑神经过度兴奋，从而影响睡眠质量。

10. 尽量不要将电视和其他电子设备放在卧室

睡眠是身体的恢复过程，始终应该优先考虑。如今我们身处全天候交流、信息无时无刻不在的社会，关注睡眠就显得更加重要。如果你也是这样的情况，记得提醒自己充足的睡眠可能比看最新的新闻或电子邮件更重要。

11. 使用舒适的床、床垫和枕头

这些因素都会影响你的睡眠质量。床垫的选择关乎每个人的体验，最好在门店多试试不同的型号。同样，每个人喜欢的枕头类型（比如是硬还是软、是平实的还是饱满的）也有差异。有些人发现枕头对睡眠质量太重要了，他们甚至在旅行时都会带上自己已经睡习惯的枕头。多去尝试，你总能找到最适合自己的办法。

12. 一般来说，过了下午 3 点就不要再小睡了

尽管白天小睡一会儿可能有助于你弥补缺失的睡眠，但如果已经到了下午较晚的时候，再小睡可能就会影响晚上的睡眠了。

13. 睡不着时不要长时间躺在床上，尤其是在你担心或焦虑的时候

这样做可能会让你以后躺在床上时容易感到焦虑，而不是保持平静的心态。如果过了好一段时间你还无法入睡，那可以考虑先下床，在昏暗的灯光下做一些令你舒缓放松的事情，等再次感到疲倦时再尝试入睡。

冥想

人须有冬日之心。

——华莱士·史蒂文斯

冬季是适合冥想的季节。大自然放慢了脚步，就连各种令人眼花缭乱的商业活动也在节日庆典之后按下了暂停键。你要做的是让自己融入冬日的节奏，而不是艰难地与之对抗，这就需要你多多关注自己的内心世界。冥想可能会带给你意想不到的收获，比如内心的宁静、敏锐的洞察力和丰富的创造力，你会变得更豁达，对周围的人也更友善。毕竟人在压力之下是很难对人友善的。

目前还没有针对冥想对季节性情感障碍作用的对照研究，所以请允许我分享一些我在临床探索过程中遇到的患者实例。通过这些例子你会了解不同形式的冥想练习，以及它们可以如何帮助患者度过冬季。如果你没有任何季节性问题，这些练习也同样对你有益。当然冥想过程中如果有人为伴，那也会很愉快。

冥想的方式有很多种：既可以在静坐中冥想，也可以在运动中冥想；既可以专注定神（如思想、呼吸），也可以随思随想。每种冥想方式都有其支持者。我不对它们予以评价，只是简单地描述和说明，这样便于你去尝试并发现最适合自己的方式，让它在你最需要的时候给你带来平静、洞察力和快乐。

在我看来，冥想有两个主要的来源：佛教传统的正念和吠陀教（古印度宗教之一）传统的超觉。我相信无论是哪种形式的冥想都会对季节性情感障碍患者有帮助。接下来我会简要介绍，并提供一些实例来说明它们是如何对特定患者起作用的。

正念冥想

瑞兹万·阿梅利（Rezvan Ameli）已经在美国国立卫生研究院教

授正念冥想多年，她解释道："正念冥想有两个巨大的翅膀。一个翅膀帮助人们培养每时每刻的意识，另一个翅膀帮助人们培养爱心。"

这两个"翅膀"中的第一个，通常被称为开放监控冥想，主要涉及经验内容从一个时刻转移到下一个时刻时人的非判断性意识。这包括呼吸、身体感受、思想、感觉、动作和环境。进行这类冥想时，冥想者最好对任何进入他们意识的事物保持开放、好奇和接受的态度。

正念冥想的另一个"翅膀"是专注冥想。顾名思义，就是冥想者把注意力集中在某件具体的事情上，比如自己的呼吸、脑海中的图像或某种善意的想法。

以下实例中的患者都通过练习不同形式的正念冥想得到了帮助。

艾莉森：练习行走冥想

一直以来我都认为散步——尤其是户外散步——有益健康，于是我让艾莉森先练习行走冥想。在治疗过程中艾莉森除了坚持有益于缓解她症状的定期锻炼和接触自然光之外，她还坚持行走冥想练习。久而久之，她发现在散步时有意去关注一些东西，对改善病情有额外的帮助。每当她在伦敦郊外家附近的英国皇家植物园邱园散步时，她的脸上就会带着"佛一般若隐若现的笑容"，心里默数自己的呼吸和脚步，脑中只有这些想法："我到目的地了。我回家了，在这里，在此刻；我感觉好极了；我自由了。"这种特殊形式的正念冥想——行走冥想——帮助艾莉森安心定神，让她远离悲伤和强迫性情绪，而这些都是她在冬季感到痛苦的诱因。就像她自己说的："我关注周围事物的颜色、自己的感受、身体的动作。这能让我冷静下来，不再被消极情绪困扰。"艾莉森觉得正念行走是她在季节性情感障碍治疗中的重要方法。

海伦：不同形式的正念冥想相结合

海伦是一位退休的生物学讲师，由于患病多年，所以她结合了几种不同的治疗方法。其中，光照疗法对她的帮助最大，但她觉得自己还需要其他的辅助方法，于是决定试试不同形式的正念冥想。

冥想者通过关注自己的呼吸让自己平静下来，并引导自己进入内观，又称"洞察"，从而对正在发生的事情有一个清晰的认识，看到事物的真相和本质。海伦说，冥想教会她"观察自己精神状态的起伏"。当她意识到一切都会过去时，她就达到了一种平静的状态，那些抑郁和焦虑的感觉也将随之消失。海伦和她身边的人都注意到，自从她开始冥想练习以来，她的心态比从前平静了许多。

海伦会定期增加另一种形式的正念冥想——慈爱冥想。在调整好自己内心的想法和感受之后，她还会在冥想中思考令自己或他人忧虑的事情，并调整好心态，比如：

"愿我平安。愿我善待自己。"（出于对自己的仁爱）

"愿他或她自由。愿他或她不受伤害。"（出于对他人的慈爱）

冥想专家克里斯·格默（Chris Germer）将这两种情感区分如下："仁爱是希望众生都快乐，而慈爱是希望他们能摆脱痛苦。通过这样的冥想，我们可以培养对自己和对他人的善意。"

正念冥想与认知疗法、瑜伽、太极的结合

正念冥想的本质是以一种积极的态度来关注自己每时每刻的感受，所以这个技巧很容易和其他方法结合起来，比如认知疗法。此外，还有一些源于东方的锻炼形式，如瑜伽和太极，被称为"运动中的正念"，因为它们鼓励练习者去关注自己在伸展和姿势变换中的感觉。

瑜伽和太极（以及其他源于东方的锻炼形式）都有舒缓压力的作用，可以与其他的治疗方法相结合。

超觉冥想

就像人们会喜欢不同的运动一样，他们也会偏好不同的冥想形式。我个人最喜欢的是超觉冥想，我已经练习了17年，写过相关的文章，也推荐给我的几位病人，效果非常好。

这种冥想形式是一对一进行的，冥想者通常会被告知一个单词或咒语，以及如何对这个词语进行"思考"。表面看来，你可能认为这种技巧是正念冥想的一种变体，但不同的是，它避免冥想者专注于自己的某种想法。为了让这种冥想发挥作用，它引导冥想者自动进入咒语循环。这样冥想者就会进入一种超觉的状态，感到幸福又放松。这种冥想练习最好能每天练习两次。经过一段时间的练习之后，即使在不进行冥想时，患者的意识也会自觉发生转变，这对他们的身心健康都有益。超觉冥想还能有效减轻患者的压力。对季节性情感障碍患

者而言，冬日异常难熬，哪怕一点点小事也会让他们压力倍增，超觉冥想练习可能会对他们非常有帮助。我们不妨来看一下下面这个例子。

安吉拉：练习超觉冥想

我和安吉拉初次见面时，她45岁，是苏格兰格拉斯哥的一名律师。虽然她在描述自己的情绪波动时说是"有点起起落落"，但在我看来，情况听起来有点糟糕。安吉拉承认，到了冬天，她就感到"心情不好、脾气暴躁、情绪低落"。冬日的白天很短暂，令她感到不安，她感觉自己就像在"冬眠"，她时常问自己："我要怎样才能熬到天亮呢？"她还说，光照治疗对她没什么效果，当然这可能与她没有坚持治疗有关。

有朋友向安吉拉强烈推荐了超觉冥想，虽然她当时并不太相信，但还是接受了朋友的建议。她是这样描述超觉冥想的效果的：

尽管我至今也没弄明白它的逻辑，但这种方法对我确实有用。我现在还是不喜欢冬天，倒也能对付过去。我不像以前那样，在冬天来临时感到令人窒息的恐惧。以前我总因为一点小事就闷闷不乐，好长时间都缓不过来。现在我就不那么在意这些小事了，即使有些情绪，很快就会想通。我现在还没办法做到很享受冬天，但我的生活已经全面改善了。

超觉冥想对安吉拉的影响让她特别惊讶，身边的人对她的看法也改变了。甚至在一次庭审中，对方的律师都略带挖苦地称赞她说："你今天不像平时那么激动了。"可见安吉拉的变化有多大，当时她的助理也问她是不是在服用药物。安吉拉告诉我："如果我有一段时间没有练习超觉冥想，别人在电话里都能听出来，因为我更容易生气、易怒、暴躁。但是，如果我定期练习超觉冥想，我对别人就会更随和，别人对我的态度也会更好。我也会变得更幸运。商店服务员甚至连停车场的管理员都更愿意帮助我。"

定期锻炼、良好的睡眠和冥想是三个值得培养并保持的好习惯。正确采取光照疗法和其他治疗方法，同时辅以这些健康的生活习惯，就可以克服冬季带来的种种不适，以积极的心态迎接冬季甚至享受冬季。

17

享受阳光与社交

关于换季带来的不适感，总有人问我这样那样的问题，我的建议是，不要去医院，医生有时候帮不了你，反而会伤害你……每年的9月份你就去法国南部，10月底之前最好去意大利，直到次年5月份再回来。

——埃斯基罗尔

曾经有个成功的商人，向著名的法国精神病学家埃斯基罗尔咨询，以我们现在的诊断来看，他应该患有严重的季节性情感障碍。当时埃斯基罗尔给他提供了以上建议。在此之前，他连续三年遭受严重的季节性情感障碍折磨，每到夏季就会完全缓解。在第四年的冬天来临之前，他听从了埃斯基罗尔的建议去往法国南部和意大利，于次年5月回到巴黎，那个冬季他的健康状况良好。其实大约在250年前，人们就把逃离冬季作为预防情绪低落的一种策略，如今它也被当作治疗季节性情感障碍的方法。事实表明，它依然有效。

逃离冬季：外出度假

外出要提前做好规划，除非你是为数不多的能够说走就走的幸运儿。提前看看日历，确定什么时候旅行对你最有帮助。有些人很幸运，在阳光充足的地方还有第二个家。但如果你和我一样，只有一个家，也是可以选择在冬季去阳光充足的地方找个喘息的机会。所以，只要条件允许，我强烈建议你这样做。以下是冬季旅行之前需要提前考虑的因素：

- 提前规划行程，通常费用会更低。

- 如果没有学龄儿童同行，可以考虑避开学校假期，因为假期游客多，费用也高。

- 住宿方面，尽量选阳光可以照射进来的房间，最好是海景房，开阔的天空和水面的反射光对健康更有益。

即使到阳光充足的地方度假，也可能遇到当地间歇性的多云天气或暴风雨天气，如果停留时间不够长，也会引发抑郁症状。

当然，如果你想体验冬季独有的季节特征，可以考虑去滑雪胜地旅行。这样不仅可以感受雪地反射的耀眼阳光，还可以呼吸山间清新的空气，尽情享受独属于冬日的欢畅体验。充足的阳光与滑雪带来的兴奋刺激，足以驱散冬日所带来的低沉情绪，让人焕发活力。

永久逃离：搬家

多年来，我的很多客户都认为，我所处的大西洋中部地区的冬季太长、太灰暗，让人难以忍受。毫无疑问，许多生活在纬度更高或多云地区（例如北欧地区）的人可能也会有相同的感受。

如果你决定搬到南方并在那里永久定居的话，那么在搬迁之前，一定要研究一下你选择的目的地。有时候患者迫切想要逃离黑暗的冬日，往往忽略了他们所选目的地的缺点。因此，在你想要匆忙逃离时，要特别警惕，不要顾此失彼。

有时候你可能会发现新家有一些你意想不到的问题。例如，在新冠疫情开始时，我认识的一对夫妇为了逃离灰暗的冬季搬到了迈阿密的海滨公寓。那里虽然阳光充足，但由于处于繁忙的中心，他们担心可能会暴发疫情。后来，他们又搬到了亚利桑那州，那里同样也是阳光明媚，但空气质量却很差，整个地区都是如此。

我有些患者会选择冬天去某个地方待上一两个星期，如果他们觉得那里各方面都很适宜，可能会在接下来的冬天尝试待更长的时间，这种做法效果很不错。在度假停留期间，他们也可以结交一些当地的朋友，来帮他们参考接下来的选择。我有好几个朋友和患者都是采用这种策略，现在他们都搬到了理想的新家。

对许多人来说，搬家可能是个不错的选择。但是，这并不一定意味着就彻底告别了季节性情感障碍（尽管可能会有所改善）。我有些患者虽然搬到了佛罗里达或亚利桑那等靠近南部的州，但他们告诉我自己还是需要定期使用光疗灯。

消遣：趣味活动

我一直相信为自己安排些愉快的活动可以让人振作起来。虽然有时你情绪低落，对什么有趣的活动都提不起劲来，但是一旦你真正参与其中，你会发现自己也能玩得起来。当你在计划徒步旅行、聚会或其他活动时可能不觉得有什么意思，但等到你全身心投入其中的那一刻，你可能会惊讶地发现自己有多开心。因此，我很欣赏罗韩博士和她的认知行为疗法团队的做法，他们鼓励参与者策划一些趣味活动，并将其作为项目的一部分进行到底。

户外活动

户外活动不仅本身趣味十足，而且还结合了自然光和锻炼的好处，所以特别有价值。如果你以前就有喜欢的冬季户外活动（如滑雪、滑冰或雪地健行），那显然你会继续选择这些项目。如果你喜欢在春夏两季散步、骑行或徒步，那你也可以在冬季继续进行这些活动，当然前提是准备好合适的衣服和装备。例如：肥胎自行车，这种车轮胎宽大，适合越野骑行；冰爪鞋，鞋底带有带尖钉的金属板，适合在冰上或岩石上行走；雪鞋等。

不过户外活动的根本目的还是为了让自己在冬天玩得开心，如果你冬天不喜欢出门，那也没必要太强迫自己。不过，适当地逼自己一把没准也是个好主意，因为你可能会发现，一段时间之后你就开始喜欢这项活动了。但是，如果你实在讨厌寒冷或下雪，那最好还是考虑进行一些室内活动。

室内活动

如果你对艺术或工艺（如绘画、纫缝或木工）感兴趣，不妨利用冬季来勤加练习，即使冬天的作品与往日有点差异也没有关系。我有几位患者都是艺术家，冬天的静寂和安宁让他们能够静修内心、专注创作。他们在冬季的作品往往色彩生动，让人眼前一亮。

有些人把冬季当作避难所，借此营造一种特殊的氛围，与自己喜欢的人同娱共乐。斯堪的纳维亚人可能最擅长于此。在那里，每个国家都有自己不同的冬日传统，让人们在寒冷的冬季也能够舒适地享受生活。丹麦语中表示冬天舒适的词是 hygge，它的含义包括友谊、棋盘游戏、热葡萄酒以及任何能带来舒适和欢乐的东西。瑞典人称之为mys，挪威人则称之为 koselig，这两个词同样表达的是一种放松和享受的状态。

那么，这些活动对季节性情感障碍患者有用吗？或许有用，但前提是要与其他的治疗方法相结合。在确保充足的光线和锻炼的基础上，再加上一些舒适的活动必然会让你的一天变得完美！

无论何时，社交活动都很重要。但如果你有季节性问题，那你可能会在冬季情绪低落、感到孤独，甚至不想与任何人接触。不过，还是有必要安排一些固定的社交活动。你可以考虑加入某个俱乐部或团体，这样你就不会轻易逃避参与活动，或者你也可以安排定期与朋友聚会。重要的是你要能特别积极地制订计划并去执行。如果不提前计划，你就会发现，几个星期一晃就过去了，却没有参与任何社交活动。

如果你在冬季也想种花花草草，那养些室内植物可能也会很有趣。像兰花或朱顶红这类花期长的植物可以为灰暗的冬季增添一抹明亮欢快的色彩。

除了上面提到的这些活动之外，互联网也提供了越来越多的途径，让人们能与世界各地的人联通，例如参加顶级机构的讲座，以从前想象不到的方式加入学习各种艺术、工艺和语言的课程。

不过值得注意的是：这些室内活动大多都是久坐不动的，缺乏明亮的自然光线。此外，长时间使用电子屏幕也容易让人疲劳，渴望去参加户外活动、体验真实世界。尽管互联网及其提供的服务精彩纷呈，但它们始终无法替代户外活动、现实互动和明亮的自然界环境。

建设性行为对改善情绪确实有帮助，但上述建议也只能作为一种有效的补充，不能替代光照治疗和本书中介绍的其他治疗方法。还是那句话，只有多种方法结合来治疗季节性情感障碍才会取得最佳的效果，让你在冬季不再忍受煎熬，而是尽情享受！

18

药物的辅助治疗

　　不推荐单独使用某种药物来治疗
季节性情感障碍，最好将药物治疗与
光疗、运动和好的生活方式结合起来。

这时你可能会问，都已经有那么多种治疗方法了，为什么还要考虑药物治疗？或许你不用考虑。有些患者的季节性症状相对轻微，使用光照治疗就完全可以疗愈，甚至有些症状严重的患者也不需要药物治疗就能解决问题。

但是，对有些患者来说还是有必要进行药物治疗的。此外，相比其他治疗方法，药物治疗有一个巨大的优势：它更方便。许多人宁愿每天吃几片药，也不愿意定时坐在光疗灯前、坚持锻炼或挑战自己的认知扭曲。还有些人甚至宁愿完全依赖药物治疗，也不愿忍受这些替代方法带来的不便。所以，如果药物治疗有效，那它完全是个合理的选择。

在本章中，我将介绍一些对季节性情感障碍最有效的药物。当然，这只是一个参考，并不能代替医生的建议。以下是一些需要先考虑的要点：

- 如果要使用药物治疗，必须找专业人士进行指导。
- 对季节性情感障碍有帮助的抗抑郁药与用于非季节性抑郁症的抗抑郁药没有什么不同。
- 想要药物治疗发挥最大的疗效，你需要对其有合理的期望。

抗抑郁药物既不是药到病除的灵药，也不是一无是处的毒药。只有使用得当，谨遵医嘱，它们才能对疗愈计划有帮助。

了解神经递质

人的大脑体积虽小，构造却复杂得惊人。它虽只占身体重量的2%，却要消耗身体总能量的20%，因为大脑中有860亿个神经元（或神经细胞）需要代谢，它们通过不断放电来执行生命所需的各种功能。神经元之间的信息传递通过一种叫突触的微小连接点来完成。大脑的工作原理如下。

大脑的神经胞体连着长长的轴突，它们看起来像触角一样，轴突末梢就是突触连接点。这些末端连接处有一些储存神经递质的囊泡。当电信号通过传递神经元时，这些神经递质就会被释放出来，并通过突触作用于接收神经元，在那里再次转化为电信号。这样，信号就从一个神经元传递到另一个神经元。将这样一个过程乘以数十亿倍，你就能够想象我们大脑中巨大的交流神经元网络是如何运作的，是它让一切得以发生：每一次呼吸、心跳、动作、感知、感觉、洞察——我们生活所需的一切，我们所珍惜的一切。

神经递质一旦被用于传递信号，它们就会失去活性。有些神经递质（如血清素 /5- 羟色胺、去甲肾上腺素和多巴胺，统称为单胺类）被重新吸收到传递神经元中，在那里它们要么被重新装入囊泡，以备以后信息传递之用，要么被分解。其他神经递质要么扩散到细胞间隙，要么在神经末梢外被分解。

有几种抗抑郁药物的机制就是通过阻断神经递质再次被吸收到传递神经元，从而延长其对接收神经元的作用。抗抑郁药也可能直接刺激或抑制接收神经元或传递神经元上的受体。

传递神经元上的受体可能是负反馈环路的一部分。换句话说，神经元释放的神经递质可以反馈给同一传递神经元表面的受体，从而减缓神经递质的持续释放。我之所以提到这个是因为有些药物可以直接刺激这些受体，从而抑制传递神经元的活动。

威博隽的奇效

提到治疗季节性情感障碍的药物，我们首先想到的是安非他酮（品牌名为"威博隽"，Wellbutrin），它有多种不同的配方版本，最为常见的是长效版（XL），可以每天给药一次。（我一般在书中提到药物多使用其品牌名称，因为它比通用药物名称更容易记住。例如，我会用"来士普"而不是"艾司西酞普兰"。）

快速了解威博隽

- 威博隽能阻止突触处的去甲肾上腺素和多巴胺被再次吸收，但无法阻止血清素被再次吸收到传递神经元中。血清素属于另一种主要的神经递质系统，主要通过选择性 5 - 羟色胺再摄取抑制剂（selective serotonin reuptake inhibitors，SSRI 类药物）来调控，下面会对这两类药物进行说明。
- 相比 SSRI 类药物，威博隽有一些相对优势和劣势，这可能主要是由它们之间的生化差异造成的。
- 威博隽不太会导致患者体重增加或出现性生活障碍，而且可能药物活性更强，所以比 SSRI 类药物更受欢迎。而在治疗以焦虑为主要症状的抑郁症患者方面，SSRI 类药物的效果会更好。

- 与大多数 SSRI 类药物不同的是，患者如果在服用威博隽期间突然停药（超过 2~7 天），也不会产生停药反应。
- 虽然出现的概率较低，但威博隽有一个严重的潜在副作用：降低癫痫发作的阈值。简单点说就是，在极少数情况下和一些易感人群中，威博隽可能会导致癫痫发作。因此，有癫痫病史、脑震荡或闭合性头部损伤的患者通常不能使用威博隽。
- 我和同事杰克·莫德尔在观察了 1000 多名季节性情感障碍患者后发现，如果让患者在冬季来临之前就开始服用威博隽，他们在冬季出现不适症状的情况会大大缓解。
- 即使患者已经开始出现季节性不适症状，服用威博隽也可能会有帮助。

选择性 5 - 羟色胺再摄取抑制剂（SSRI 类药物）

从百优解开始，SSRI 类药物彻底改变了抑郁症的治疗方法。它们没有早期抗抑郁药物那么多的副作用，因此患者的耐受度更高。尽管这些药物也有一些不足，但它们仍然是抑郁症的一线治疗药物。这些不足主要包括：

- 它们并不适用于所有人（但公平地说，也没有什么药物能适用于所有人）。

- 有时药效需要几周才能显现出来。

- 它们作用有限，通常还需要配合其他的药物治疗。（顺便说一下，威博隽和这里提到的其他抗抑郁药也存在上述局限性。）

- 它们有一定的副作用。有些比较轻微的副作用患者还能接受，但有些严重的患者可能就无法忍受了。我就不在此一一列举了，因为你可以轻松地在其他地方找到相关说明。不过如果患者的性生活比较活跃，我还是要特别说明一下，这类药物会带来相关副作用。在一些早期研究文献中，这些副作用（比如降低性欲和难以达到性高潮）的发生率被严重低估了，但现在这方面的副作用越来越明显。

- 和许多抗抑郁药一样，这类药物很难停药，所以请务必咨询医生后再做决定。突然停用 SSRI（以及下面列出的 SNRI）类药物可能会在一两天内出现副作用，如引起焦虑、失眠、头痛、头晕、疲倦、易怒、流感样症状和恶心等。

- 在所有 SSRI 类药物中，百优解是唯一可以突然停药而不会导致患者出现停药反应的，因为它的半衰期很长，药物在血流中的含量是逐渐下降的。

- 尽管 SSRI 类药物还存在这些不足，但它们对许多患者有效，而且现在依然如此。当然，人们也还在不停地探索新型的改良药物。

5－羟色胺和去甲肾上腺素摄取抑制剂（SNRI 类药物）

早期的抗抑郁药物，如三环类药物，后来逐渐被副作用更少的 SSRI 类药物所取代。这些早期药物虽然有副作用，但它们确实具有抑制血清素和去甲肾上腺素传递的作用。因此，制药公司理所当然要在此基础上继续研发新的抗抑郁药，既能影响这两种神经递质系统，又能避免早期药物那些麻烦的副作用。

新近研发的三种抑制血清素和去甲肾上腺素再吸收的药物是怡诺斯（文拉法辛）、欣百达（度洛西汀）和瑞美隆（米氮平），它们比早期药物的副作用更少，已经成为我们处方中的常用药物。不过，和其他抗抑郁药一样，它们也有各自的利弊。

- SNRI 类药物有增强去甲肾上腺素和血清素的作用，因此比 SSRI 类药物更容易升高血压。

- 与 SSRI 类药物一样，停用 SNRI 类药物会出现停药反应。尽管任何 SNRI 类药物都可能出现这种情况，但怡诺斯的停药反应可能会最快出现，且最难忍受。因此，在停用这类药物时要尽可能慢慢减停。

- 欣百达在影响去甲肾上腺素方面比怡诺斯更强效，因此能有效缓解疼痛症状，无论患者是否患有抑郁症。

- 瑞美隆在小剂量和大剂量下使用时的作用有所不同。在小剂量下，它对血清素系统更有效，有非常好的镇静效果，所以常被当作有效的助眠剂。在大剂量下，它对去甲肾上腺素系统的作用更大，激活作用也更强。

- 许多抗抑郁药都可能会导致患者体重增加，瑞美隆在这方面的影响更大。这是患者最不想要的。

奥维力提：安非他酮和右美沙芬组合药物

虽然威博隽（安非他酮）在抗抑郁方面表现优秀，但它已经是非专利药物，制药行业一直在寻找方法将其与其他药物组合，制成一种新型药物并获得专利，从而获得高额利润。于是，一家制药公司将非专利药威博隽与另一种同样是非专利的非处方止咳药右美沙芬混合在一起。研究人员已经在抑郁症患者身上测试了这种新型的组合药物，其药效惊人。这种安非他酮和右美沙芬的新型组合药物的品牌名是奥维力提。

这种组合药物除了将两种非专利药物组合到一起，让其可能获得专利之外，还充分利用了右美沙芬之前未被发现的特殊功效，即其拮抗大脑 N - 甲基 - D - 天门冬氨酸（N-methyl-D-aspartate，NMDA）谷氨酸受体的作用。

右美沙芬的这种作用之所以引起关注，是因为另一种对谷氨酸受体有类似作用的药物——氯胺酮是用于治疗严重和难治性抑郁症的指导用药。谷氨酸受体（NMDA 是其中一种亚型）广泛分布于我们的大脑之中。研究人员已经在不同的试验中对比了使用奥维力提与分别单独使用安慰剂和安非他酮的效果，结果显示这种新型组合药物的效果更好。

以下是有关这一研究成果的一些看法：

- 在临床试验中，一种新型药物要击败现有的有效药物（在这个例子中是威博隽）其实是很难的。

- 此外，在与单独使用安慰剂的对比试验中，这种组合药物的效果仅在一周后就可以看到。这对于抗抑郁药物的反应来说异乎寻常得快，通常抗抑郁药需要至少两周才能起作用。

- 研究人员和临床医生终于打破了单胺类药物（血清素、去甲肾上腺素和多巴胺）的限制，发现了抗抑郁作用的新机制。

- 奥维力提巧妙地保留了威博隽对多巴胺和去甲肾上腺素的抑制作用，同时加入了右美沙芬（NMDA 拮抗）的作用。

- 到目前为止还没有使用奥维力提治疗季节性情感障碍的相关研究，但我们没有理由认为它会比治疗其他类型抑郁症的效果差。

- 这种新型药物可能存在一个与药物成本有关的潜在问题。许多新药都很贵。如果奥维力提也是这样的话，精明的临床医生和患者都会注意到，非专利药威博隽很便宜，而且很容易通过保险报销，而右美沙芬随时就能在药店买到。

多模式抗抑郁药和心境稳定剂

有几种较新的抗抑郁药物都采用了不止一种作用机制，这也可能是它们效果好的原因。表 18-1 列出了这些药物的具体作用。

目前使用的多模式抗抑郁药物主要包括心达悦（沃替西汀）、维必得（维拉佐酮）和瑞美隆。前两种虽然较新（也较贵），但没有证据表明它们比早期更便宜的非专利药药效更好，所以我通常只在现有的抗抑郁药不起作用时才使用它们。

虽然没有数据表明这些新的多模式抗抑郁药比其他药物更好，但据我观察，有时某种药物好像对特定患者特别有效，具体是什么原因倒也说不上来。

☼ 如果一种抗抑郁药不起作用，不妨试试其他药物或联合使用，当然，要在医生的指导下进行。

对于季节性情感障碍患者，尤其是双相情感障碍患者，在使用药物治疗时偶尔还会搭配使用心境稳定剂，不过这不在我们目前讨论的范围之内。

将药物治疗与其他治疗方法相结合

我基本不推荐单独使用药物来治疗季节性情感障碍，会给患者开药，但基本都是与其他治疗方法结合进行。

你还可以从多渠道获得帮助。例如，精神病医生可能负责开药，治疗师可能提供认知行为治疗，健身教练或瑜伽教练可能帮助你提升健康状况和身体灵活性。当然，整个疗愈计划的最终决策人还是你自己。以下是我的几位患者的案例，你可以看到他们如何将包括药物治疗在内的不同治疗方法融入自己的生活。

乔，已婚经济学家，有一个孩子。他先是逃离了黑暗的中西部老家，来到东部气候温和的华盛顿哥伦比亚特区。不过，即使在这里，他仍然感觉冬季白天太短、光线太暗，于是他搬到了非洲靠近赤道的一个城市，那里的阳光很充足。不过即使如此，他仍然需要每天服用威博隽来确保自己在冬天拥有好的状态。

弗兰，瑜伽教练，她来找我时自己已经在服用 SSRI 类药物了，但她发现效果不够好。于是我建议她在早上进行光照治疗并出去散步，此外我们还一起讨论并改进了她的一些生活习惯。例如，我建议她在冬季尽量少在上午安排瑜伽课程，要把照顾自己摆在首位，再考虑关照他人。她之前服用的药并不需要更换，只需要在此基础上增加光线并调整一下生活方式就可以了。

维奥拉，情报分析员，她全年都在使用光照治疗。由于她所在的政府办公室光线极差，因此除了每天清晨进行光照治疗之外，她还需要在上午 10 点左右再次进行光照治疗。维奥拉也有服用抗抑郁药，不过主要在冬季服用，到了春季，我们就让她逐渐减少剂量，夏季彻底停用，到秋天再重新开始服用。她自己也知道，如果夏天也服药，她会感觉太亢奋。此外，她还通过定期锻炼保持良好的身材，每天两次练习超觉静坐，从不间断。她将自己持续的好状态和身体健康归功于疗愈计划的每个环节。

为了让抗抑郁药物发挥最佳的效果，最好将药物治疗与光疗、运动和好的生活方式结合起来。

19

制订你的疗愈计划

只有跳出画框的人才能看到整个画面。

——萨尔曼·拉什迪

狐狸小妙招迭出，但刺猬只通一绝招。

——阿尔基洛科斯

时常有人问我："我觉得自己可能得了季节性情感障碍。那我应该选择哪种光疗灯呢？"这是个好问题。光疗灯只是一个小元素，我们还需要了解其背后更全面、更有趣的故事。在本章中，我将听从拉什迪的建议，跳出这种疾病的表征，全面审视如何应对季节性问题。

不论是面对季节性情感障碍还是冬季忧郁症，我们在心情好的时候可能只是觉得它有点烦心，心情差的时候则感觉天都要塌了。但其实如果换个角度想一想，我们或许也可以借这个机会来放慢脚步，看看周围的世界，思考自己的生活。这种做法同样适用于那些在冬季以外的季节出现情绪问题的人，例如他们会感觉在春季躁动不安、在夏季情绪低落，或者在秋季焦虑难耐。

狐狸与刺猬

古希腊诗人阿尔基洛科斯曾写过一句著名的诗句："狐狸小妙招迭出，但刺猬只通一绝招。"我之所以在这里提起它，不仅是因为刺猬从秋天就开始冬眠直至第二年春季，还因为专注于一件事的人和喜欢同时处理许多事情的人之间有着不同的认知风格。如果要成功治疗季节性情感障碍，你是当狐狸好还是当刺猬好？幸运的是，你不必选择。

为了达到最好的效果，最好把大绝招和小妙招结合起来使用。因此，在制订季节性情感障碍或冬季忧郁症疗愈计划时，请考虑以下因素：

- 预测病情并做好准备。
- 准备有光线的环境。
- 评估生活中的压力，避免或减轻可控的压力。
- 评估健康状况，如睡眠、饮食、锻炼、冥想和社交，并在必要时做出调整。
- 规划冬季度假。
- 问问自己是否需要精神科医生或心理医生的参与。
- 研究哪种光疗灯和唤醒灯最适合你。

做好准备

大多数季节性情感障碍患者会在每年差不多的时间开始出现症状。这个时间通常是在 10 月或 11 月，也可能晚至 1 月或 2 月，不管你信不信，有些人可能更早，在 8 月份就开始出现症状。你不妨花几分钟时间回顾一下，过去两三年你的情绪变化，以便更好地了解你的季节性情绪变化的模式。可以查看过去几年的日历，帮你回忆自己当时的状态。了解自己的情绪变化模式至关重要，这样你才能在自己状态良好时尽早进行规划，而不是等到情绪低落时措手不及。

虽然过去的经历有助于大多数人了解自己是什么时候开始的症状，但也可能有例外，如果你是因为云量、降雨和其他因素而感觉不适的话，可能每年都会有所不同。这种情况下，积极关注这些特定因素的变化就比回忆过去的时间规律更有价值。

如果你发现自己出现情绪低落的时间与以往都不相符（尤其是比以前来得更早），不妨想一想从去年到今年，自己所接触到的环境光是否有什么变化。比如，你是否搬到了离赤道更远，或是降雨更多、时常多云的地方？你现在居住的地方相较以前，自然光是否更少一些？或者你在工作时间接触的光照是否发生了变化（例如，从上夜班转为上白班）？

如果你搬到一个光线更弱的地方居住，那么可能需要更早、更积极地开始计划。记住，最好在症状出现之前就开始干预，因为一旦症状出现，你可能就会变得嗜睡、难以执行。

增加光线

我们主要是利用合适的灯具，但除了这些特殊的灯具外，还有许多方法可以将光线带入你的生活空间。

我一个在加拿大的朋友在起居室安装了一扇落地窗，他发现一到冬季，大家就都喜欢聚在那个房间，尽管他们当中有些人并没有季节性情感障碍或冬季忧郁症。这表明，许多没有明显季节性症状的人也可能会从明亮的环境光中受益，尤其是在冬季。显然，拆墙换窗户的做法对大多数人来说并不现实。不过，我们有更经济、更简单的解决方案来照亮昏暗的室内。

例如，修剪房屋四周的灌木和树木。它们往往在夏季生长茂盛，到了冬季就会阻挡大量的自然光。同理，擦净整个夏天积聚在窗户上的污垢也可以增加自然光。这些看似简单的做法往往可以带来很大的不同。只不过，夏季阳光充足，人们在精力充沛时往往会忽视这些琐事。等到冬季来临，各种不适症状慢慢显现时，这些事情就会变成难以忍受的麻烦。

另一种将自然光带进室内的方法是安装天窗。传统天窗是大家选择较多的产品，但现在管道天窗或阳光隧道安装起来更方便、价格也更便宜。我家几年前就装了一个管道天窗，用来照亮楼上的过道，效果很好。

给自己解压

著名的"宁静祷文"中对我们生活中可控的压力和不可控的压力进行了区分。这种古老的智慧可以追溯到公元一世纪希腊斯多葛派哲学家埃皮克提图。这适用于许多情况，同样也适用于应对季节性情感障碍：控制可控的压力，接受不可控的压力。

我自己也在尽可能地运用这个原则。例如，我知道自己患有季节性情感障碍，于是选择在夏至前后开始写这本书，因为那时候我精力充沛，能合理规划写作进程。我从来就没有想过要在 10 月或 11 月开始这样的项目，因为我太了解自己了。不管是对你还是对我自己，我都这样建议：如果你有重大的项目需要在春天之前完成，尽量不要等到秋天才开始。如果到那时候才开始，你肯定会感到痛苦，不出意外的话，你最后可能会恳请老板、客户让你延期完成。

当然，并不是所有的压力都是可控的，我们时常也需要平静地接受那些无法改变的东西。不过幸运的是，有很多事情都是我们可以改变的，这些才是我们要关注的重点。

评估自己的生活习惯并适时做出调整：

- 饮食　　● 睡眠　　● 冥想
- 锻炼　　● 社交　　● 光线

我特意把"光线"放在最后，因为我知道那是你最不容易忘记的，而其他的健康习惯很容易被忽视。如果能把它们结合起来，会非常有效。

在我努力解决自身的季节性问题和帮助他人应对季节性情感障碍的过程中，我越来越深刻地体会到健康习惯的作用。

关于培养良好习惯的重要性，最早亚里士多德就曾提到过。根据我的经验，以上列出的所有习惯都是一些基本习惯，许多专业人士也会同意。（虽然我一直强调白天有充足光线的重要性，但我也应该指出，足够的黑暗对于高质量的睡眠也很重要。）

有关这些基本习惯的更多信息，我先在这里做个简单的总结，因为对于季节性情感障碍或冬季忧郁症患者来说，提前帮助他们建立起健康的习惯，要比他们遭遇困境时才开始更有效果。如果你想在冬季低落的时候养成这些习惯，那几乎是不可能的。所以，一定在冬季来临之前想想自己在生活习惯方面是怎样的，再决定如何提前做出改变，让自己在即将到来的冬季过得更轻松。

例如，你可以借此机会请个私教、活动组织者或教练。或者，也可以尝试一下更传统的方法：在冬季来临之前，找几个可以一起散步或锻炼的朋友，或者报名参加夏末或秋季的锻炼课程。这样，你就会在自己精力比较好的时候，建立起结伴锻炼的关系并养成健康的习惯。

我们大多数人都需要他人的支持，尤其是当我们情绪低落、萎靡不振的时候。如果你状态不好，就很难靠自己去发展人际关系，你甚至压根没有动力去这么做。因此，当你心情愉悦时，不妨多与朋友保持联系，培养感情，这样在情绪低落时因避免社交而产生的疏离感也能得到弥补。

当然，你最好预先提醒自己的朋友和家人，一到秋冬季节，你会变得不爱交际，人也会变得比较无趣。你甚至可以告诉他们自己患上了季节性情感障碍或冬季忧郁症，这样他们就会明白，为什么你到了那个季节就会变得高冷、难以亲近。（当然，这也可以帮助他们记住，夏日的你是多么热情有趣的好伙伴。）

☼ 当一个人情绪低落时，他的行为往往容易引人误解，被认为是在故意冷落别人，可偏偏这个时候，你很难解释清楚到底发生了什么。有些人很难理解抑郁症，总是把一些无心的举动当成冷漠的拒绝。

如果你觉得自己在冬季需要一些特别的帮助，那么可以提前告诉你的家人和朋友，以及你的保健医生、精神科医生或治疗师。

冬季度假

关于为冬季做准备这件事，我想起了自己早期治疗的一位病人。他有一次很伤感地回忆起《伊索寓言》中蚱蜢和蚂蚁的故事。故事中的蚂蚁整个夏天都在忙碌着，勤勤恳恳地储存食物以度过寒冷的冬季。我的那位患者说："我就像那只蚱蜢，整个夏天都只知道玩，到了冬季就只能干瞪眼了。"

季节性情感障碍患者想要顺利度过冬季，就应该学习有远见的蚂蚁，而不是挥霍无度的蚱蜢，合理规划冬季时间，包括提前制订假期计划。例如，你可以提前安排好假期，预订好机票和酒店。要知道，如果你打算冬季去阳光明媚的地方旅游，提前预订的价格往往会更低。幸运的话，你甚至可以去到地球的另一边，那里阳光明媚，即使在隆冬也能享受到更长的白天。

☼ 当你从阳光明媚的地方度假回来时，一定要记得及时补充额外的人造光。有时候人们在度假时过于兴奋，可能会忘记自己患有季节性情感障碍，返回后如果不及时恢复光疗方案，很可能会情绪崩溃。

医生干预

我们已经看到，人们的季节性反应程度各不相同。有些人患有严重的季节性情感障碍，有些人患有相对轻度的冬季忧郁症，也有一部分人并没有经历季节性的情绪变化。此外，即使在同一个人身上，症状也会时好时坏。

当你有以下症状时，请咨询专业人士：

- 已经严重影响到你的人际关系或生活的其他方面，例如出现重大工作问题（需要很长时间才能完成任务，无法按时上班，或出错太多）。
- 极度沮丧——经常哭泣，对自己感到失望，对未来感到悲观。
- 身体机能严重紊乱，时常感觉精力耗尽。

当你出现以下症状时，请进行专业的治疗：
- 你的睡眠模式被严重打乱（睡不着或睡不醒）。
- 无法控制自己的饮食或体重。
- 你有过不值得活下去的想法。

最后一个症状是很危险的，千万不要把这种想法憋在心里，一定要及时告知你信任的家人或朋友，还有你的医生或治疗师。

一旦出现上述任何症状，就不要再自行治疗了，而要请医生进行专业的治疗，专业的医生或治疗师有足够的能力和经验，可以为你提供各种可行的治疗方案，包括认知行为疗法、光照疗法和药物治疗。身边最好有一位这样的专业人士，在你需要的时候，可以及时为你提供帮助。

如何治疗冬季忧郁症

说起症状较轻的冬季忧郁症的治疗方案，我想起了一种非处方感冒药的广告词："不是每次感冒都需要看医生。"这种想法其实非常明智。同理，冬季忧郁症的症状没那么严重，你也可以自己治疗。

提前了解自己的症状并制订合理的计划。可以先根据本书中提供的方法自行治疗。如果你一段时间（比如两周）之后都没有看到任何进展，就要尽早让专业人士介入。

当然，还有很多季节性症状的程度介于季节性情感障碍和冬季忧郁症之间，这时就需要自行判断了。你可以先预约自己的健康护理专家，与此同时，坚持实践本书中提出的一些建议。如果感觉还不错，可能就不需要和医生见面了。你对自行治疗的过程有任何疑问，都可以去和医生见面聊一聊。

还有一句广告语也是我一直喜欢的。一家折扣服装店的广告语是这样说的："懂行的消费者是我们最好的顾客。"我对自己的病人和客户也是同样的看法。这也是我写这本书的目的，为了让你了解这种疾病，让你能够判断自己的症状，知道自己在经历季节性变化，是选择自行疗愈还是寻求医疗帮助。

事实上，即便是专业的医疗人员也可能无法总是立即对你的病症提供及时的治疗。在症状相对轻微的情况下，你可以考虑尝试一种短期的治疗方法，比如为期不超过两周的疗程。在此期间，你可以尝试书中的光照疗法以及其他相关措施，观察是否能够有效缓解你的症状。如果经过这样的自我疗愈尝试后，症状有所减轻，那么你可能只需要继续坚持这些做法，而无须额外寻求外界的专业帮助。然而，如果症状并未得到缓解，那么及时咨询专业人士是明智之举。此外，还需要注意的是，即使你在自我疗愈的过程中取得了显著的成效，一旦中断了疗愈措施（比如连续几天不进行光照治疗），你的情绪状态可能会迅速恶化。因此，保持治疗的连续性和稳定性至关重要。

☼　大部分的季节性情感障碍患者的症状都能通过现有的治疗方法得到改善。他们从最初深受困扰，逐渐转变为将其视为生活中的一点小麻烦，甚至可以接受它是生活的一部分。

20

拥抱内心的不败之夏

我本来应该是只熊。

熊可以冬眠，但人不行。

——早期患者

在本书写作临近尾声时，我想起了我们的祖先原始人，他们的冬日一定过得无比艰难。不仅要找到足够的食物撑到春天，还要尽可能少地消耗能量来熬过漫长、黑暗、匮乏的冬季，这对当时的他们来说充满挑战。每到冬季，植被稀少、狩猎困难。然而他们幸存下来了，毫无疑问，这得益于他们保存能量的能力——于是我们才拥有了这种能力。

在北极和北方地区的许多动物身上，我们也能看到这些保护机制的作用。冬眠的动物在冬季来临之前大肆进食以蓄积脂肪，好应对即将到来的食物短缺季。冬季来临时，它们就躲进洞穴，以免消耗体内宝贵的能量。我注意到一种最突出的保存能量的行为是在斯瓦尔巴群岛北部，那里的北极驯鹿会在冬天一动不动地在冰上站好几个小时，这种状态被称为北极休停（arctic resignation）。在北方这种没有天敌的情况下，动物休停下来比奔跑更能保存能量度过寒冬。动物在冬天的这些行为对季节性情感障碍患者来说可能听起来很熟悉，因为他们也一样，会把自己关在屋子里，不停地吃东西，有时还会像北极驯鹿那样，干脆休停。但不同的是，人是社会动物，社会可不会奖励那些冬眠或休停的人。

我们有幸生活在现代社会，四季食物充足，寒冬有衣物保暖，室内温度可控，所以祖先传给我们的这种抵御冬季的基因和季节性节律有时会显得多余，甚至还令人反感。说得轻一点，让人觉得麻烦；说得重一点，无异于生理负担。到了冬天我们就变得没有精力，阴郁消沉，连最基本的生活规律也被打乱：不能好好睡觉、没法规律吃饭、难以专注并完成任务。

本书将教会我们换个角度来看待季节性的节律。几千年来它一直护佑着我们的祖先，我们对其心存感激。但如今，我们不得不对其采取两种极端的态度：要么被动接受它，要么主动克服它。

本书关注的是后者，但愿你现在已经认同了我的观点：你可以通过多种方法来克服这种古老的季节性反应。如果你已经在这本书中找到了有帮助的建议，我的目标就达成了。

你已经知道如何像刺猬那样，使用一大绝招 —— 创造明亮的室内灯光，同时你又学会了像狐狸一样，使用各种小妙招。要想从这个疗愈计划中获得最佳的效果，别忘了把这些方法结合起来，这样你一定能更快地战胜季节性情感障碍。

☀ 你可能已经察觉，"结合"是本书最重要的一个词，它强调了将不同的方法结合起来发挥更大的作用。每一种方法即使单独作用影响甚微，合力也可以产生巨大的效果。如果你对自己目前的状况仍然感到困惑，那么请牢记这一点，并问问自己："我还可以做些什么？还可以结合其他的方法吗？"

你现在已经了解了战胜季节性情感障碍的很多方法，接下来就是，"好好享受生活，让每一天都过得精彩"。

我突然想起，有人曾问弗洛伊德，患者在经过他的"谈话治疗"之后还需要做些什么，他的回答是："神经症已经治愈了，剩下的就只是单纯的不快乐而已。"

毕竟，苦难是生活中不可避免的事实。关于这一点，我可以举出许多圣人的例子。在这里我只援引其中两位：古希腊悲剧诗人埃斯库罗斯和印度的佛陀。

埃斯库罗斯曾说："凡学习者必受苦。"毫无疑问，他是对的。只不过，我们也不妨在当下学到足够即可——最好把进一步的学习和痛苦留待他日。

伟大的心灵治愈大师佛陀曾说："我所教的一切都是痛苦以及痛苦的终结。"我从他的话中获得了勇气，因为它蕴含着希望。任何痛苦，包括季节性情感障碍和冬季忧郁症所带来的痛苦，都有终结之日。取而代之的可能就是幸福。这与本书开头引用的阿尔贝·加缪的那句话不谋而合："在隆冬时节，我发现，在我内心深处，有一个不可战胜的夏天。"我祝愿你们所有人内心都有一个不可战胜的夏天。

感谢所有陪伴我走过这段旅程的人，也祝愿你们在未来的道路上继续前行，拥有美好与幸福。

　　我想感谢的人很多，没有他们就不会有这本书。加入弗雷德·古
德温领导的美国心理健康研究所是本书创作的起点，这并非偶然。罗
伯特·凯尼格尔曾在他的《天才学徒》(*Apprentice to Genius*) 一书中
写道，鼓励研究人员大胆尝试向来是心理健康研究所的传统。正是这
种精神吸引我来到了研究所，跟随弗雷德·古德温的引导，迈出了创
造性的第一步。

　　这些年来，不少其他精神病学研究人员也陆续加入我们的研究
团队。他们在各自的研究领域内不懈努力的同时也为我们的工作做出
了贡献。他们是丹·奥伦、戴维·萨克、芭芭拉·帕里、让·约瑟夫·范
德普尔、保罗·施瓦茨、埃里克·特纳、特奥·波斯托拉切和里奥·谢
尔。我们还有幸与心理健康研究所的儿科神经精神病学研究员苏·斯
威多合作，她是儿童和青少年季节性情感障碍研究方面的领头人物。

　　除此之外，还有来自美国及其他国家的研究人员，他们也极大地
拓展了我们的研究工作，这些优秀的研究人员不仅是我们的合作者，
还成了我们的朋友，他们是拥有德国和奥地利双国籍的齐格弗里德·卡
斯帕、冰岛的安德烈斯·马格努松、芬兰的蒂莫·帕托宁和日本的尾
崎则夫。

　　哥伦比亚大学的迈克尔·特曼和瑞士巴塞尔的安娜·维尔茨－贾

斯提斯在科学与政治领域做出了重大贡献。他们协作创立生物节律学会（society for light therapy and biological rhythms，SLTBR）和环境治疗中心（center for environmental therapeutics，CET）。拉什大学医学中心精神病学教授查曼·伊斯曼在方法论方面做出了重要贡献。我已经在本书的相关章节分享过他们的研究成果。

雷蒙德·林带领团队在加拿大开展了一项有关季节性情感障碍的研究，其范围涉及全国各地的精神病学中心。此外，他还研究如何使用光照治疗非季节性抑郁症和暴食症。凯利·罗韩在研究认知行为疗法对季节性情感障碍的治疗方面做出了独特的贡献，同时，在本书的创作过程中慷慨地与我分享了她的经验。还有耶鲁大学的保罗·德桑、托马斯杰斐逊大学的巴德·布雷纳德和马里兰大学的塔拉·莱盖茨也向我分享了他们的专业建议。

我还要感谢一众编辑，他们从各个方面帮助我改进手稿。感谢我的正式编辑理查德·斯莫利，还有我的非正式编辑：西蒙·夏皮罗、乔纳森·拉赫曼和温迪·拉赫曼，感谢他们不厌其烦地阅读书稿。同时，我还要感谢乔希·罗森塔尔、理查德·罗斯和杰克·莫德尔，他们从精神病学的专业角度为我提供了建议。

此外，我要感谢 G&D Media 出版社的朋友们，尤其是伊万·利茨布拉特、吉尔斯·达纳、艾伦·戈德堡和梅根·戴·希利，感谢他们有求必应的帮助。感谢我的助手劳伦·麦克切斯尼和丹·麦奎德的得力帮助，没有他们这本书也是不可能完成的。最后，我要一如既往地感谢莉奥拉对我的鼓励和支持。

看见情绪，拥抱自我

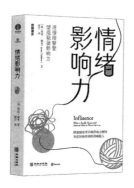

《情绪影响力》

每个职场人必备的影响力通关秘籍，本书结合神经科学和情商的最新研究，提供了一系列实用而高效的技巧和策略，让你随时随地轻松影响他人。

ISBN：978-7-5169-2744-1

定 价：59.00 元

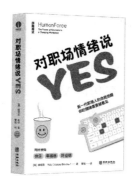

《对职场情绪说 yes》

在充满挑战与机遇的职场中，情绪智慧成了我们最宝贵的资产。通过本书，你将学会如何更理性地理解并管理自己的情绪，从而增强情绪韧性，提高工作效率。

ISBN：978-7-5169-2766-3

定 价：69.00 元

看见情绪，拥抱自我

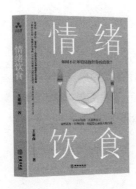

《情绪饮食》

如何不让坏情绪操控你的食欲？本书旨在为你提供一套科学、系统且易于掌握的应对情绪性饮食问题的策略与技巧，让你更懂自己、更爱自己，彻底摆脱情绪饮食的困扰。

ISBN：978-7-5169-2504-1

定 价：79.00元

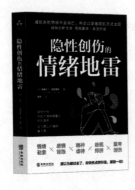

《隐性创伤的情绪地雷》

本书提供了一系列全面而实用的自我疗愈方法，帮助我们学会识别、面对并克服隐藏在内心深处的创伤，从而彻底疗愈创伤，让情绪稳定不爆雷。

ISBN：978-7-5169-2925-4

定 价：69.00元